脑血管病心理康复手册
——心情好、睡眠好、恢复快

主　编　王春雪
副主编　张　宁　杨　洋　王　铄　余　苹

编　委（以姓氏笔画为序）

王　铄　首都医科大学附属北京天坛医院
王子璇　首都医科大学附属北京天坛医院
王春雪　首都医科大学附属北京天坛医院
尹梦鑫　北京市大兴区人民医院
朱梅芳　首都医科大学附属北京天坛医院
关博元　首都医科大学附属北京天坛医院
李丽君　首都医科大学附属北京天坛医院
杨　洋　首都医科大学附属北京天坛医院
肖伏龙　北京大学人民医院
吴硕琳　首都医科大学附属北京天坛医院
余　苹　首都医科大学附属北京天坛医院
张　宁　首都医科大学附属北京天坛医院
张　轶　首都医科大学附属北京天坛医院
张玮艺　首都医科大学附属北京复兴医院
张潇潇　首都医科大学附属北京天坛医院
陈　琦　首都医科大学附属北京天坛医院
周　娟　北京市大兴区人民医院
黄　晶　首都医科大学附属北京天坛医院

人民卫生出版社
·北　京·

U0199483

图书在版编目（CIP）数据

脑血管病心理康复手册：心情好、睡眠好、恢复快 /
王春雪主编 . — 北京：人民卫生出版社，2021.7（2021.11重印）
ISBN 978-7-117-31627-9

Ⅰ.①脑⋯ Ⅱ.①王⋯ Ⅲ.①脑血管疾病 – 心理康复
– 手册 Ⅳ.①R743.09-62

中国版本图书馆 CIP 数据核字（2021）第 088712 号

人卫智网 www.ipmph.com 医学教育、学术、考试、健康，
购书智慧智能综合服务平台
人卫官网 www.pmph.com 人卫官方资讯发布平台

脑血管病心理康复手册——心情好、睡眠好、恢复快
Naoxueguanbing Xinli Kangfu Shouce —— Xinqinghao,
Shuimianhao, Huifukuai

主　　编：王春雪
出版发行：人民卫生出版社（中继线 010-59780011）
地　　址：北京市朝阳区潘家园南里 19 号
邮　　编：100021
E - mail：pmph @ pmph.com
购书热线：010-59787592　010-59787584　010-65264830
印　　刷：北京顶佳世纪印刷有限公司
经　　销：新华书店
开　　本：787×1092　1/32　印张：5
字　　数：71 千字
版　　次：2021 年 7 月第 1 版
印　　次：2021 年 11 月第 2 次印刷
标准书号：ISBN 978-7-117-31627-9
定　　价：25.00 元
打击盗版举报电话：010-59787491　E-mail：WQ @ pmph.com
质量问题联系电话：010-59787234　E-mail：zhiliang @ pmph.com

基金支持

科技部国家重点研发计划
（主动健康和老龄化科技应对）
（No. 2020YFC2005304）

"十三五"国家重点研发计划
（No. 2016YFC1307200）

北京市临床重点专科建设项目

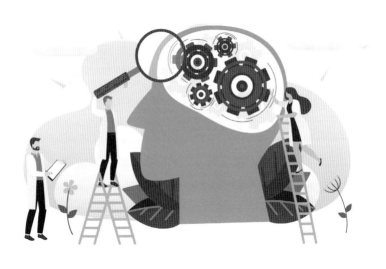

前　言

　　作为一名有 30 年工作经验的神经科医生，我在工作中常常要面对两类人群，一类是患者，另外一类是他们的家属。神经科医生，也被称为脑科医生。在我和我的同事救治的大脑疾病患者中，中老年人是个很大的群体。工作中我有机会见证了有些患者从衰老走向疾病，从疾病状态痛苦地走向生命的尽头；有些患者带病生存，与疾病和平共处，在身患慢性病的状态下依然能够享受生活中的小幸福；还有些患者虽然患病，但是比之前活得更加快乐。上述的差异很大程度上取决于患者和他们的家属对疾病的理解，以及在此基础上对疾病作出的反应、采取的行动。

全世界的最新流行病学研究提示，从 25 岁开始，人的一生中有 25% 的概率罹患脑血管病，而中国人的患病风险接近甚至超过 40%（男性 41.1%，女性 36.7%）。尽管脑血管病更容易发生在老年患者中，但这并不是老年人的专属疾病。近年来年轻的脑血管病患者越来越多。脑血管病夺去了患者的行动能力、交流能力、思考能力和感知能力，患者突然失去了自由和对生活的掌控感，甚至失去了尊严和生命。

在工作中，我有很多机会与老年患者的家属沟通老人的病情，发现很多患者的子女和家属对于脑血管病的医学知识了解得并不多，甚至还存在不少认知误区，这让他们有一种无力感和挫败感，面对突如其来的疾病感到茫然困惑、无所适从，无法用自己的爱真正帮助患者。这也让他们有一种内疚感，甚至自责、悔恨，面对被疾病折磨的患者，他们感到力不从心，看着患者的病情越来越严重却无能为力。

国内近年完成的流行病学调查结果表明，中国脑血管病的患者人数高达 1 100 万，这意味着有 1 100 万个家庭饱受痛苦；每年死于脑血管病的患者数超过 110 万人，脑血管病患者每年递增 240 万，这意味着会有更多的家庭面临这种灾难。首都医科大学附属北京天坛医院的脑血管病团队历经 10 年的研究表明，中国人群的发病年龄比西方人群年轻 10 岁，且逐渐年轻化。随着各种危险因素的井喷式增长，未来中国面临的最大威胁就是心脑血管病，其中脑血管病不仅是致死性疾病，更是致残性疾病。幸存的患者中 80% 会伴有不同程度的身体和心理残疾，因此充分认识脑血管病的危害，了解脑血管病预防、治疗和护理的科学知识，不仅可以帮助提高老年患者脑血管病后的生活质量，也可以为中年人甚至年轻人保持大脑健康、预防大脑疾病补上人生的重要一课。

本书以问答的形式详细介绍了脑血管病常见的临床表现、发病机制以及病后常见的脑功能障碍，包括躯体症状、情绪变化、认知改变、睡眠障碍的常见表现以及解决方案。在解决方案中详细介绍了药物治疗、心理治疗、物理治疗等综合治疗手段。本书既适合患者本人阅读，也适合脑血管病患者的家人及照料者学习。同时本书也适合社区医院工作人员、康复师、心理治疗师、社会工作者、医学生以及关注自己和家人健康的人士参考。在此对各位编者的辛勤付出表示感谢。文中的观点是作者临床经验和最新研究成果的总结，难免有疏忽不妥之处，恳请读者提出宝贵意见，在后续不断修订、完善。

目前，各级政府正在大力推进健康中国行动，强调每个人都是自己健康的第一责任人。人生不易，命运多舛，衰老无法逆转，疾病让人猝不及防，只有用知识武装我们的大脑，才有可能推迟衰老，延缓疾病的发生；用科学的认知提升心理弹性，在面对衰老和疾病的挫折时才能依然有能力爱自己、爱他人，体验疾病下人生的价值和意义，享受生命的快乐。

王春雪

2021 年 6 月

目 录

第一篇 医学常识篇

第二篇 焦虑情绪篇

第三篇　抑郁情绪篇

第四篇 认知障碍篇

第五篇 睡眠障碍篇

第六篇　心理治疗篇

第一篇　医学常识篇

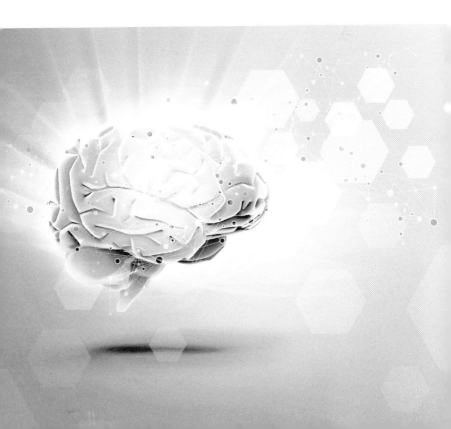

🧠 1 什么是脑血管病，脑梗死、脑出血、脑卒中、脑中风的区别是什么

顾名思义，脑血管病就是患者的脑血管出了毛病，导致出现一系列症状，影响患者的日常生活，甚至危及生命。受累及的血管包括脑动脉和脑静脉，可以累及大血管，也可以累及小血管甚至微血管。如果脑血管因为某些因素堵塞，血流中断，相应的供血区域没有了血供和能量，大脑的功能就会受到影响。病变累及的血管不同，而不同的血管管辖的大脑区域不同，因此临床中表现的症状也就不同。就像土壤中的庄稼没有水流的灌溉就会枯萎、死亡一样，脑血管病中有一类是大脑中的血管被堵住了，称为**缺血性脑血管病**。就像长年使用的供水管路锈迹斑斑，导致水流不畅，当水压突然波动或者气温骤降，水管中

的锈迹可能突然脱落，使供水中断一样，脑血管病中有一类是由于长期动脉粥样硬化，在某些诱因的作用下，如情绪剧烈波动、温度骤变、过度劳累以及出汗、呕吐、腹泻导致脱水等，脑血管突然堵塞，随之出现一系列严重症状，称为**急性脑梗死**。

神经科医生经常遇到类似的咨询"医生，老人在家突然一侧手脚不灵活，说话不清楚，但是休息一会儿又缓解了，要不要紧，需不需要去医院啊？"这种类型的脑血管病在医学上称为短暂性缺血性发作，英文简称 TIA，也就是老百姓常说的"小中风"，属于一种缺血性脑血管病。出现这种情况意味着至少有 30% 的概率会在近期发生严重的问题，要立即去医院就医，明确大脑结构和脑血管以及危险因素的情况，最大程度地减少后续病情进展的风险。有条件的应该住院进行系统的风险评估和处理。

还有一类脑血管病称为**出血性脑血管病**，其中最危险的要属蛛网膜下腔出血，这种出血是发生在大脑表面的血管破裂，90% 由动脉瘤破裂引起，死亡率极高。更常见的出血性脑血管病破裂的血管发生在大脑内部，这种类型就是大家熟知的**急性脑出血**，也就是老百姓常说的"**脑溢血**"。生活中我们有过这样的经验：家中的水管因为年久失修加上水压突然波动，导致水管突然爆裂，家具、电器被水淹没受潮，好长一段时间不能正常工作，严重的甚至会水漫金山，殃及楼下的邻居。脑内血管破裂导致出血的过程与之类似，不同的是，一次严重的脑内出血在数小时内就可以夺去患者的生命。幸运的是，和缺血性脑血管病相比，脑出血的发生率低很多，两者的发病比例为9：1～8：2，不同地区略有差异。在中国一线城市，脑梗死与脑出血的发病比例与西方发达国家接近，越是文化、经济发达的地区，脑出血相对于脑梗死的发病比例越低，这是因为高血压在这些地区的控制率显著高于经济、文化欠发达地区。

脑卒中通常指突然发生的急性脑血管病事件，症状迅速达到高峰，情况往往严重甚至危及生命。缓慢的、不知不觉中发生的脑血管病变不属于脑卒中的范畴，这种类型的脑血管病通常称为**无症状性脑血管病**，这里说的"无症状"，并

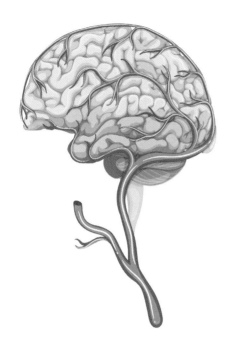

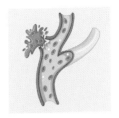

脑出血

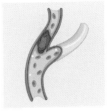

脑缺血

不是真的没有症状，只是并非导致身体功能突然发生明显障碍的急性症状而已。老百姓常说的"**脑中风**"通常是指中医学中关于脑血管病的说法，"中风"二字在中医的概念中包括了各种类型的脑血管病。

出现了脑血管病的相关症状，需要做一系列检查明确诊断和病因，因为不同病因导致的脑血管病，治疗方法不同，预后也不同。了解了关于脑血管病的知识，就会理解医生的做法，和医生密切配合，这样才能尽快找到损害大脑血管的病因，进而最大程度地恢复大脑功能。

🧠 2 脑血管病的发病率高吗，哪些人更容易患脑血管病

在全世界范围内，人的一生中罹患脑血管病的风险在 25% 左右，男性和女性发病风险相似。国内近年完成的流行病学调查结果表明，我国脑血管病患者人数约为 1 100 万，每年递增 240 万，每年死于脑血管病的患者数超过 110 万人。中国人群脑血管病的终身风险约为 40%，显著高于全世界平均水平。中国男性的发病风险为 41.1%，而女性为 36.7%，这与全世界脑血管病的流行病学趋势有所不同。不是只有老年人才会出现脑血管病，从 25 岁开始，脑血管病的患病风险就会逐渐升高，首都医科大学附属北京天坛医院进行的全国性研究表明，中国人群的脑血管病发病年龄比西方国家年轻 10 岁，发病年龄逐渐年轻化。

在 40 岁以后，人体的血管开始逐渐老化，血管弹性变差，在有各种危险因素的个体中，血管内出现的动脉粥样硬化导致的斑块，犹如下水道里的垃圾，随着时间的积累，血管内的动脉粥样硬化斑块不断积累，血管逐渐变窄，血流减少，甚至堵塞，导致脑缺血或者脑梗死。成年早期的各种危险因素与老年期大脑的健康水平以及认知功能关系密切，也就是说在三十而立的年纪如果不注重维护血管健康，等到了老年就难免要受苦受罪了。

全世界的研究公认具有以下危险因素的人容易发生脑血管病：中老年男性或绝经后女性；高血压；高脂血症；糖尿病或糖耐量异常；心脏病，特别是冠心病、心房颤动；高尿酸；高同型半胱氨酸；长期吸烟；过量饮酒；长期不健康的饮食习惯；长期服用避孕药；超重或肥胖，特别是腹型肥胖；鼾症，如睡眠呼吸暂停；长期缺乏运动及睡眠；长期精神紧张；焦虑或抑郁情绪；脑血管病家族史；脑部外伤史；脑部接受过放射治疗。

3 脑血管的异常是否会影响心血管健康

随着人口老龄化和生活方式相关性疾病的流行，心脑血管病的发病率呈急剧上升趋势。我们身体内的血管，像一张相互连通、遍布全身的网，在脑血管老化的同时，心血管也在老化，各种危险因素在严重威胁脑血管健康的同时，也在严重威胁心血管健康。动脉粥样硬化斑块既然可以堵住脑血管，同样也可以堵住心血管。心血管病最重要的病因也是动脉粥样硬化，与脑血管病同源，因此也应该同治，近年来不断有专家提出"心脑同治"，可见两者有重要的关联。

此外，有一部分脑血管病的病因来源于心脏，心房颤动是最常见的导致脑血管病的"心脏杀手"。心房颤动导致心房内血栓脱落，脱落的血栓随着血液流动堵塞大脑的重要血管，导致大脑严重的功能缺损，甚至危及生命。因此对于脑血管病患者，要完善其心脏检查以明确病因，及时给予相关治疗。心脏和大脑是人体的两个最重要的器官，就像兄弟一样，生死相依，荣辱与共，保护心脏就是保护大脑，给予它们足够的重视和保护才能拥有健康的人生。

☺ 4 如何减少脑血管病的发生风险和复发风险

随着人口老龄化，脑血管病已经成为中国人群死亡的第一位原因。脑血管病不仅是致死性疾病，更是致残性疾病。一次脑血管病的发生，意味着患者有 80% 以上的概率要长期带着残疾的身体生存。在日常生活中不断学习、积累与大脑健康相关的知识，纠正认知误区，把各种危险因素控制到最低水平，发病时及时到最近的有资质的卒中治疗中心，以上这些是减少发病、致残和死亡的基础。笔者在工作中常常会遇到患者或者家属对脑血管病缺乏了解，以致耽误了最佳救治时机，错过了本来可以更好的人生。脑血管病发病后患者规范地接受治疗，可以最大概率地降低复发的风险。

健康的生活方式是保持心脑血管健康的基础，多数危险因素可以通过改变不良的生活方式得到有效控制。健康的饮食、科学的运动、充足的睡眠、不嗜烟酒、积极平和的心态，这些看似简单的小事就是保护心脑血管健康最有效的方法。即便出现了一些危险因素，只要在医生的指导下规范治疗，依然可以获得远离脑血管病的美好人生。

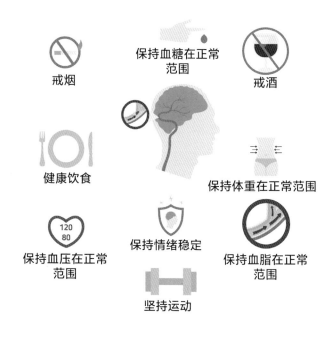

戒烟

保持血糖在正常
范围

戒酒

健康饮食

保持体重在正常范围

保持血压在正常
范围

保持情绪稳定

保持血脂在正常
范围

坚持运动

5 哪些症状提示可能得了脑血管病

目前，在世界范围内通用的帮助公众快速识别脑血管病的工具被称为 FAST。

F（face）：主要是观察患者是否出现面部不对称，如口角歪斜。有时候面部不对称不好判断，这时可以让患者做一个示齿动作，类似微笑，这样可以很容易发现患者面部运动是否存在不对称。

A（arm）：主要是观察患者是否出现一侧上肢无力，可以让患者做双侧上肢平举动作，如果患者一侧上肢抬起困难，或者维持姿势困难，则提示异常。

S（speech）：主要是观察患者是否出现言语不清，有可能表现为听不懂别人的问话，也有可能表现为不能清晰、正确地进行语言表达。

T（time）：代表时间，一旦出现上述症状或者其他可疑情况，患者或家属应该争分夺秒地呼叫救护车紧急送医，而不是给认识的医生朋友打电话，或者自行服用各种急救药物。

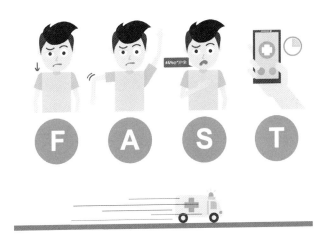

除了面部不对称、一侧上肢无力以及言语不清外，脑部不同血管发生病变还会出现不同的症状，如果出现以下症状也提示脑血管病的可能。

★突然发生的眩晕、不平衡感、视物成双。

★突然发生的单眼或双眼视力变化。

★突然发生的颜面和／或肢体麻木。

★突然发生的神志不清、呼之不应。

★突然发生的剧烈、严重的头痛，伴有或不伴有抽搐、呕吐或昏迷。

★缓慢出现，逐渐进展、加重的情绪不稳、记忆力减退、步态不稳、二便障碍、构音不清。也有可能是小血管受损害的脑小血管病，需要和脑大血管病进行鉴别。

6 突然出现一侧肢体活动困难，是大脑的问题还是肢体的问题

脑血管病后比较常见的是偏瘫，表现为突然发生的一侧肢体无力、上肢持物困难、手指抓握无力、行走拖曳，或者不能站立，也可以表现为一侧肢体麻木、疼痛、感觉异常；还可以表现为言语不利、说话不清楚、发音困难、语调改变、

语速减慢；或者表现为表达障碍、找词困难、理解障碍、听不懂别人和自己的讲话，同时复述、阅读、书写均可能出现不同程度的损害。

当肢体出现运动或者感觉异常时，有些患者会误以为是四肢的问题而就诊于骨科，贻误了脑血管病的急性期治疗。人类大脑的功能无比强大，既是生命中枢，也是控制四肢运动和感觉的"总司令部"。肢体的运动中枢位于大脑中央前回上部和中部以及中央旁小叶前半部，语言中枢包括优势半球额下回后部、颞上回后部，大脑神经细胞发出神经纤维逐级下传至骨骼肌，控制肌肉运动。脑血管病发生后，大脑皮质的各种"指令"因为传导的神经纤维发生缺血坏死，信息传输被迫中断，从而引起运动障碍及语言问题。出现这些问题的原因是大脑神经纤维的坏死，并不是四肢本身的问题，但是随着偏瘫时间的延长，若未进行合理、规范的康复训练，就会使患侧肢体肌肉由于缺少运动而出现失用性萎缩，关节发生挛缩，导致残疾进一步加重。因此即使不幸发生脑血管病导致偏瘫，也要积极进行康复训练，为自己重新获得幸福生活而不懈努力。

✇ 7 如果在家突发脑血管病，家属应该如何有效应对

如果亲人在家中突然出现了上文提到的急性脑血管病的常见症状。作为目击者，此时一定不要惊慌失措，首先需要冷静，千万不要给患者含服药物或盲目喂水，而是要在第一时间拨打急救电话（120或999），用最快的速度将患者转运到有脑血管病急救资质的卒中中心。尽量不要用私家车转运患者，卒中急性期可能会发生各种危及生命的严重情况，私家车会增加患者转运途中的危险，延误最佳治疗时机。有条件时，可以在家中给患者测量血压和血糖并及时反馈给急救医生。急性脑梗死患者如果有机会在 4.5 小时内接受溶栓治疗，会有更大的可能恢复脑血流，获得较好的生活质量。脑出血患者如果在急性期控制好血压，可以有效减少出血的恶化，最大程度地降低死亡风险。这一切的保障都是以时间为基础的。在急救车抵达前，一定要注意保持患者口鼻通畅，使患者呈仰卧位，头偏向一侧，如果有呕吐物应及时清理干净，以免增加窒息的风险，同时应解开患者的衣领、腰带、内衣等。在等待的

时间内，家属可以准备好就诊卡、患者日常服用的药物以及简单的生活用品。

🧠 8 脑血管病患者就医时应向医生提供哪些重要信息

患者如果可疑发生脑血管病，就医时一定要携带医保卡、既往病史记录、药物过敏记录、目前服用药物的具体名称和剂量以及影像学资料。发病时如果有机会测量血压和血糖，一定要及时向医生反馈。如果有呕吐物，也可以收集标本送检。患者病前是否大量饮酒、是否有可疑药物大量服用史或者毒物接触史等对于医生的诊断都具有参考价值。患者或家属资料提供得越详细，越有利于医生快速判断病情，可以为抢救争取宝贵的时间。同时，要提供患者家属的联系方式，方便医生与患者家属及时取得联系。如果有可能，建议高危人群平时将一些重要的信息用手机拍照存留，以备紧急情况下医生参考。

脑血管病的抢救分秒必争，医生的处理原则会以挽救生命、减少残疾为目标，一些治疗中不可避免的风险和结局的不确定性需要患者及其家属充分理解，尽早和医生达成共识，以免在决策过程中延误时间。脑血管开通时间每延误1分钟，就会有200万个神经细胞死亡，这些神经细胞的死亡意味着患者身体功能和生活质量的下降。

🧠 9 脑血管病常用的必要检查有哪些

脑血管病的检查通常是筛查、评估病因和危险因素，具体的检查项目因人而异，常用的检查项目如下。

头部 CT/MRI（磁共振）：此项检查旨在了解大脑内部结构和血管情况。

经颅多普勒彩色超声（TCD）：此项检查旨在了解血流的速度及频谱的形态，判断是否有狭窄，明确血管的代偿情况、是否有微栓子脱落或其他异常的血流信号。

颈动脉、椎动脉及锁骨下动脉彩超：这些脑外血管是脑内血管的"上游"，和脑内血管关系密切，通向大脑内部，为大脑提供血液和营养。此项检查旨在了解大脑外部血管的形态，判断其是否有狭窄、斑块并了解其血流情况。

更精确的血管评估（CTA、MRA、DSA、CTP）：为了更清晰地显示血管情况和病变血管的代偿情况，需要使用不同的检查手段进行评估。有些检查需要注射药物或有微小的创伤和痛苦，具有一定的风险，是否需要做这些检查，医生会根据具体情况和患者及其家属沟通。需要提供的信息包括患者是否有碘、海鲜或其他造影剂过敏史，是否有肾脏疾病、是否服用二甲双胍以及近期是否做过其他造影检查。

心脏彩超、动态心电图、心电图或 24 小时长程心电监测：心脏疾病是脑血管病的重要危险因素，针对心脏结构和心脏节律的检查对脑血管病的诊断具有重要价值。在诊断遇到困难时，患者可能需要反复进行上述检查，甚至进行更长时间的心脏节律监测。需要及时提供给医生以下信息：患者是否服用影响心脏节律的药物、体内是否置入起搏器等。

除此之外，一些常规的血液及生化检查也是非常必要的。针对一些特殊的情况，还应进行有针对性的血液检查和基因检查。如果能够提供患者以往的血液检查结果，将有助于医生比较指标的变化，调整治疗方案，也可以减少一些不必要的抽血化验。

🧠 10 脑血管病的常规治疗方法有哪些

脑血管病有多种病因，受累的血管有所不同，危险因素各异，所以治疗方案的选择也是因人而异。总体治疗原则是：急性脑梗死，如果有溶栓的机会，应该尽最大努力在时间窗内溶栓或取出血栓、开通血管，恢复血流，后续辅以神经保护治疗、抗血栓治疗、控制各种危险因素，采取这种治疗方案的前提是救治分秒必争；急性期脑出血的治疗关键是控制血压，加强对症支持治疗，减少并发症的危险，有些特殊类型的脑出血需要紧急手术治疗。无论是哪一种脑血管病，尽早治疗是挽救生命、减少残疾的关键，病情稳定后应该尽早进行康复治疗，规范使用预防复发的口服药物是减少远期残疾、复发和死亡，提高生活质量的关键。

🧠 11 只要发病后及时送到医院，脑血管病患者就可以接受溶栓治疗吗

急性缺血性脑血管病只有在严格的时间窗内才可以溶栓治疗，这样严格的要求是为了在有效开通血管的同时保证患者的安全性。脑梗死静脉溶栓时间窗为发病3小时以内，有些情况下可延长至4.5小时，2019年的最新研究表明这个黄金时间窗有望延长到9小时甚至更长，哪些患者可以在超过常规的时间窗接受溶栓治疗，需要非常严格的筛选和评估。因此，就医时提供精确的发病时间、发病后以最快的速度送到有溶栓能力的医院救治至关重要。如果晨起发病无法提供精确时间，则要提供患者在入睡前看起来"正常"的时间，有助于医生判断发病时间，采取合理的溶栓策略。然而溶栓治疗是把双刃剑，药物治疗和介入手术治疗开通堵塞的血管都不可避免地会有潜在的出血风险。医生会在出血风险显著小于获益可能的前提下给予患者溶栓治疗。在与患者家属关于溶栓的沟通中，患者家属应该充分理解治疗的益处和潜在的风险，用最短的时间和医生达成共识。早一分钟的救治，对挽救生命和减少残疾至关重要。

急性出血性脑血管病患者在第一时间可以通过生命支持来稳定血压，控制升高的颅内压，以及采用微创或者手术的办法大幅降低死亡风险。这个复杂的急救系统工程需要神经内、神经外、神经介入、神经影像、神经重症、神经康复、精神心理等多学科医务人员通力合作完成。这一切能够实现的前提是要在第一时间发现患者并及时送到有救治能力的医院。、

12 脑血管病后住院输液治疗、规律服药，是不是就能完全恢复

得了脑血管病后超过 70% 的患者会遗留不同程度的神经功能缺损，如不会说话或不能理解别人说话，胳膊、腿抬不起来或活动不灵活、肢体感到麻木、头晕耳鸣、看东西模糊重影，这些症状会给患者的生活带来很大的不便和挑战。很多患者及家属疑惑发病后及时就医，完成了各种检查，接受了各种治疗，遵从医嘱按时服药，也接受了康复训练，为什么一两个月了身体还是没有完全恢复呢？在脑血管病发生后，大脑的结构和功能损害多数是不可逆的，虽然脑组织损伤后不可再生，但脑功能

20

具有很强的可塑性和代偿潜能。即某一脑区的功能经过后天学习锻炼可以部分代替其他脑区功能，这是一个漫长的过程，需要数月甚至数年的时间，因此脑血管病后的恢复是一个细水长流的过程，代偿能力好的可以部分恢复甚至全部恢复，如果脑血管条件很差、脑组织损伤严重，同时合并多种疾病，那么就会有后遗症，症状可能终身存在。因此规范的药物治疗预防复发至关重要，同时配合长期的康复治疗，最大程度地降低残疾的程度，有助于改善患者的生活质量。

🧠 13 得了脑血管病后恢复到以前的生活可能性有多大

脑血管病已成为严重威胁人类健康的慢性疾病，也是中国人第一位致死和致残的疾病。大脑的结构和功能异常复杂，就像一台超级计算机，一旦遭到破坏，修复极其困难。脑血管病预后与脑血管病的发病机制、严重程度、年龄、伴发的基础疾病、治疗是否及时和规范、发病后是否出现并发症以及营养、心理、睡眠等多种因素密切相关。研究数据显示，超过 20% 的脑血管病患者需要转入康复机构，30% 的患者遗留永久残疾需要长期护理，但也有一些轻型脑血管病患者是可以完全恢复的。我国缺血性脑血管病发病后第一年内复发率高达 17.7%，存活 3～5 年的患者复发率高达 30%，且复发次数越多，病死率和致残率越高，因此发病后积极康复、规范治疗预防复发，保持健康的生活方式和积极乐观的生活态度，会大幅度增加恢复发病前生活质量的可能性。

14 脑血管病患者置入了支架还需要长期服药吗

脑血管病后大部分患者需要长期，甚至终身服药预防复发。支架治疗并不能替代药物治疗。对于不同的支架材料，药物服用的时间略有区别，患者应该在支架置入术后出院前和医生详细沟通术后服药的注意事项。门诊复查时提供支架置入术的病历记录和服药记录，有助于门诊医生调整用药。支架置入术后一段时间内，患者通常需要服用两种抗血小板药物，服药期间应该注意监测出血倾向，何时可以减少抗血小板药物的服用种类，需要专业医生根据病情酌情调整，患者术后一定要遵从医嘱服药，切记不可随意增减药量，更不能擅自停药。服药期间如果患者出现出血、血压异常波动等情况，应及时就医。

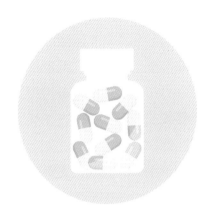

15 脑血管病后患者情况稳定是否可以停药

脑血管病急性期过后，患者的各种情况趋于稳定，症状也有所恢复。有些患者会选择自行停药，结果导致疾病复发，甚至死亡。脑血管病是一种容易复发的疾病，在急性期过后患者情况稳定、好转，即使完全恢复后也需要长期服药，有些高危患者需要终身服药。规范的药物治疗可以大幅度降低脑血管病复发、致残和死亡的风险。

存活时间越长，脑血管病患者累计复发的风险越大。脑出血患者预防复发最重要的手段是控制好血压。脑梗死患者预防复发的手段多样，药物种类较多。阿司匹林是预防脑梗死患者复发最常用也是最经济的基础药物，科学研究表明，阿司匹林每日 50～325mg 可以作为预防缺血性脑血管病复发的治疗剂量。高出血风险的患者、耐受性差的患者、高龄患者、低体重患者可以采用低剂量服用，能够减少脑血管病复发的风险，同时提高治疗的安全性。同时要严格控制导致脑血管病发病的各种危险因素，如高血压、高血脂、高血糖、高同型半胱氨酸，每个人需要达到的目标值不同，患者要根据危险因素的具体情况在医生的指导下服用药物，切不可照着别人的方案"照方抓药"盲目效仿。康复过程中适当服用保健品、食疗或采取中医中药治疗，可以作为补充手段，但不能因此替代或中断规范的药物治疗。

🧠 16 什么是 INR，为什么口服华法林要定期检测 INR

有 14%～30% 的脑梗死与心脏疾病密切相

关，医学上称为心源性脑栓塞，其中心房颤动是最常见的原因。华法林是心房颤动患者预防脑血管病常用的抗凝药物之一。国际标准化比值（international normalized ratio，INR），是患者凝血酶原时间与正常对照凝血酶原时间之比。临床上常使用 INR 来监测华法林的用量和疗效。一般情况下开始口服华法林后 1～2 天开始监测 INR，2～3 天复测一次，并根据 INR 结果调整华法林的剂量，如果连续两次 INR 在治疗范围内，则认为目前的治疗剂量比较合适，改为 1 周监测一次。对长期服用华法林且剂量较为固定的患者，可以每 4 周监测 1 次 INR。具体的监测频率可能在不同的患者略有差异。华法林服用不当，会导致危及生命的出血风险，所以抗凝治疗的患者一定要在医生的指导下进行监测以调整剂量。在使用华法林时一般要求 INR 维持在 2～3，因为 INR 太高容易出血，太低又无法达到抗凝效果。不同患者因为身体情况、并发症、出血风险、栓塞风险不同，INR 需要维持在不同水平。此外，INR 特别容易受到食物或药物相互作用的影响，一些因素会造成 INR 的波动，所以使用华法林的患者一定要谨慎使用其他药物，如果饮食结构或者服用的其他药物发生变化，一定要及时监测 INR，以确保抗凝治疗安全、有效。

🧠 17 脑血管病后长期服用降脂药，血脂检查结果正常可以停药吗

对于脑梗死患者，降脂治疗是预防稳定斑块、预防复发、减少死亡风险的主要手段之一。不同的血脂危险分级，降脂治疗有不同的目标值。有些高危患者的目标值应低于检查单的"正常值"，高危患者需要更低的胆固醇水平。因此降脂治疗是一个长期、复杂、需要不断调整的过程。即使血脂水平达标后，也不能突然停药，这样做会导致胆固醇水平反弹，增加复发甚至死亡的风险。有些患者的血脂控制过低或者有降脂药物相关的不良反应，如肌痛、皮疹、肌酸激酶指标升高，应该在医生的指导下调整药物种类和剂量，并定期复查，不可自行停药或减量、换药。即使血脂正常，也应该保持健康的饮食习惯。

脑出血患者的降脂原则和脑梗死患者有所不同。总体原则是胆固醇不宜过低，选择合适的降

脂药物种类和剂量，需要医生参考既往患者的出血情况、出血部位、脑出血的病因、血压控制情况、抗血栓药物以及年龄、饮食习惯等多种情况综合判断，给予最合理的降脂治疗。

🧠 18 脑血管病后患者是否有必要定期输液"疏通"血管

脑血管病分为急性期、恢复期、稳定期，在急性期输液能改善脑循环，提高脑灌注压，有些药物具有修复受损神经的功能，降低缺血或出血对神经细胞损害的风险，具有一定的神经保护作用。输液还可以补充入量、稳定内环境，保持电解质和全身代谢的平衡。当急性期过后，身体功能逐渐恢复，进食、饮水恢复正常，没有新发症状和相关并发症，此时定期输液是完全没有必要的，盲目输液反而会带来一些潜在的风险。稳定期的患者，要根据医生的建议按时口服药物治疗，控制好危险因素，纠正不健康的生活方式，戒烟限酒，定期复查，这才是预防疾病复发的最有效的手段。

🧠 19 脑血管病后患者如何进行康复训练

脑血管病后患者的康复训练原则为早期、全面、适量、综合。康复时机要考虑脑血管病的病变部位、病因、出血或梗死的范围、患者的全身情况、并发症及心肺功能等。当患者的生命体征稳定后应尽早开始康复训练，循序渐进。不能接受离床康复训练的患者，应接受良肢位摆放和在床被动的康复训练。长期系统的康复训练，包括肢体的康复训练、语言的康复训练、吞咽的康复训练、认知的康复训练、生活能力的康复训练和心理的康复训练，对患者恢复功能、回归家庭和社会至关重要。在康复训练过程中，配合中医推拿、按摩、针灸等手段将会取得事半功倍的效果。应该给予患者必要的心理疏导，家庭成员或朋友也应该多多鼓励和支持患者，避免患者社交孤独和脱离社会的情况发生，必要时可以给予患者改善情绪的药物治疗，恢复患者的心理健康。心理康复非常有助于其他功能的康复，也能够减少疾病复发的风险。

🧠 20 如何预防缺血性脑血管病的复发

缺血性脑血管病后有效的二级预防是减少复

发和死亡的重要手段。二级预防是指对已经发生脑血管病的患者采取防治措施，寻找和控制危险因素，改善症状，降低死亡率和残疾率，预防复发。脑血管病的危险因素包括可预防和不可预防两类，我们应积极有效地控制可预防的危险因素，如高血压、脂代谢异常、糖代谢异常、肥胖和糖尿病、吸烟、长期大量饮酒、睡眠呼吸暂停、高同型半胱氨酸血症、焦虑抑郁情绪、久坐不动的生活方式、过度紧张等。规范服用抗栓药物、定期复查、监测治疗效果、遵医嘱调整治疗药物都是有效的预防复发的手段。

为了便于记忆，记住两个"ABCDE"，有助于减少脑血管病的复发。

生活方式中的"ABCDE"如下。

A：积极运动（active exercise）。

B：控制体重（BMI control），BMI 维持在 18.5 ~ 24.9kg/m^2，腰围 < 90cm。

C：戒烟限酒（cigarette quitting）。

D：合理饮食（diet）。

E：情绪稳定（emotional stability）。

药物治疗的"ABCDE"如下。

A：阿司匹林（aspirin）。阿司匹林作为百年老药，在心脑血管领域的治疗和疾病预防中的价值得到了充分肯定。大量的科学证据表明，阿司匹林可以显著降低心脑血管病发生和复发风险。但对于老年人、高出血风险人群、血压显著升高且控制不良的患者以及合用其他抗血栓药物的患者，要充分考虑药物长期使用的获益与出血风险之间的平衡。临床中最常用的预防复发的剂量为100mg，但对于出血风险相对高又需要长期服用阿司匹林的患者来说，科学研究证据表明小剂量的阿司匹林（如50mg的肠溶缓释剂型），可以减少潜在的治疗风险，同时又能达到保证心脑健康的效果。

B：血压达标（blood pressure control）。脑血管病后血压达标可以有效地降低复发风险。但血压也不是越低越好，要根据脑血管病变的具体情况，合理制订降压的目标值。在降压过程中，要避免过度降压导致的脑血流灌注不足，要避免血压大幅度波动，降压药物建议选择长效缓释剂型，提高患者服药的依从性，同时减少血压的波动，增强血压的稳定性。

C：适度降脂（cholesterol control）。控制血脂，特别是降低胆固醇水平可以显著降低脑梗死复发和死亡的风险。在降脂治疗过程中，要注意监测药物不良反应及血脂水平。高龄、全身营养状态差、低体重、既往有脑出血病史、肝肾功能不全、对治疗药物不能耐受的患者需要根据个体情况选择适合的降脂强度，避免过度治疗。

D：控制糖尿病（diabetes control）。保持健康的生活方式和体重，定期监测血糖水平，特别是要避免过度的血糖控制或饮食不当导致的低血糖。

E：健康教育（education）。日常生活中多积累大脑健康医学常识，了解脑血管病及药物的基本医学知识，对预防和治疗脑血管病具有重要意义。

21 市面上有多种类型的阿司匹林，脑血管病患者应该如何选择

阿司匹林是人类伟大的发明之一，不仅是世界上最重要的止痛、退热和抗炎药物，而且是治疗和预防心脑血管病的核心药物之一。自 20 世纪 80 年代大量阿司匹林在心脑血管病领域的研究结果问世，阿司匹林成为预防脑血管病和

心血管病复发的基础治疗"金标准"药物。当患者发生缺血性脑血管病（脑梗死）病情平稳后，患者和家属面临最大的挑战是脑血管病的复发。一旦疾病复发，整个家庭的生活质量都会严重下降甚至危及患者的生命。中国脑血管病登记研究显示，脑血管病在第一年复发风险高达17%，三年累积复发风险超过30%。在市面上有很多种阿司匹林，剂量、剂型各异，阿司匹林口服制剂最小剂量为每片25mg，最大剂量每片超过1 000mg。口服制剂有普通剂型，也有肠溶剂型，有速释片，也有缓释片，还有添加其他成分的阿司匹林复合制剂，在国外阿司匹林还有静脉制剂，患者常常难以选择。以科学研究为基础的权威指南推荐，口服单一成分的阿司匹林是预防脑血管病复发的唯一首选方案，剂量为50～325mg，每日一次。通常300mg以上的日剂量更常用于解热镇痛和抗炎。综合国内外心脑血管病领域的指南，作为预防脑血管病复发最常用的剂量是每日50～100mg。安全性最高的方案首选肠溶缓释剂型，可以显著减少消化道出血的风险，提高服药的依从性和耐受性。因此对于出血风险高、有胃肠道疾病、耐受性差、年龄大、体质弱、低体重的个体，选择每日50mg肠溶缓释剂型可以在治疗有效的前提下提高治疗的安全性。阿司匹林的服用是个长期的过程，因为脑血管病的复发风险终身存在。

🧠🔍 22 脑血管病患者日常生活中应该注意什么

（1）改变不良生活方式：规律作息，戒烟限酒，适当运动，控制体重，保证每日7～9小时睡眠，心态平和，以上这些是身体康复的基础。

（2）饮食：地中海饮食模式对心脑血管健康有益。高血压患者提倡低盐低脂饮食，糖尿病患者应该控制总热量的摄入，肥胖及高脂血症患者应该低脂饮食，高尿酸血症患者应该减少嘌呤的摄入，多饮水以避免血容量不足（心力衰竭、肾衰竭患者的饮水量需要遵医嘱）。日常生活中应该避免过度增加营养摄入，同时也要避免过度限制饮食导致营养不良。

（3）锻炼：保持每天适当有氧运动，如快走、游泳、骑自行车、跳舞等，循序渐进，量力而行，劳逸结合，持之以恒。每周运动时间至少150分钟，每周3～5次，每次30～60分钟。

适当做抗阻训练有助于脑血管病后康复，改善代谢水平，预防跌倒和肌肉萎缩。既要防止过度运动导致的意外风险，也要防止运动不足带来的危害。在没有运动禁忌证的患者中，长时间卧床"静养"是不可取的。

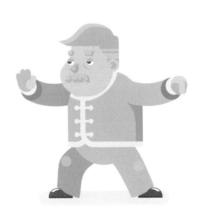

（4）控制危险因素：血压异常者每日至少测量血压一次，并做记录，避免血压下降过快或血压过高；糖尿病患者应该严格控制饮食，适当运动，定期监测空腹及餐后血糖，避免低血糖；心房颤动患者在服用华法林期间，需要密切监测凝血功能及 INR，避免外伤及药物、食物的配伍对抗凝效果造成影响，饮食种类及数量应规律，避免滥用药

物，这样可以减少药物抗凝效果的波动；有鼾症或肥胖的患者，需要进行睡眠监测，如果符合睡眠呼吸暂停的诊断，需要在医生的指导下佩戴呼吸机治疗，并积极控制体重；高血脂的患者，需要定期监测血脂，及时根据血脂变化和不良反应调整药物剂量及种类；服用阿司匹林或氯吡格雷的患者，要定期监测出血倾向并常规进行血液检查。

（5）预防并发症：长期卧床的患者应该适当被动活动四肢预防下肢深静脉血栓及关节挛缩、肌肉萎缩；进食困难或鼻饲的患者，主要预防营养不良及误吸导致的肺炎；肢体无力或肌张力高的患者要避免跌倒等；认知障碍或情绪异常的患者，应该加强护理，避免走失或自伤、自杀风险。

🧠 23 对心脑健康的地中海饮食应该怎么吃

大约在 19 世纪 50 年代，有科学家发现地处地中海沿岸的居民心脑血管病的发生率低、寿命普遍较长，后来有调查发现这与当地的饮食结构有关，特此提出地中海饮食。后来越来越多的科学研究发现地中海饮食有益于身体健康，可以降低心脑血管病风险，改善糖尿病结局，改善老年人的认知功能，还可以改善抑郁情绪，缓解代谢异常。目前地中海饮食模式是公认的保护心脑血管的饮食结构。

地中海地区的饮食结构非常丰富，特点为富含植物性食物，脂肪含量相对较低，尤其限制饱和脂肪酸的摄入，包括水果、蔬菜、全谷类、豆类和坚果等，特别提倡海鲜和橄榄油的使用。食物的加工程度低、新鲜度高，以食用当季和当地产的食物为主；橄榄油是主要的食用油；每天食用适量的奶酪和酸奶；每周食用适量鱼、禽肉和鸡蛋；减少红肉摄入；偶尔饮用红酒；适量饮用茶和咖啡。

地中海饮食虽好，但是一定要坚持适量原则，任何营养成分过度摄入都会对健康带来不利影响。

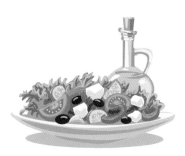

🔍 24 脑血管病后患者需要忌口、长期吃素吗

研究表明，平时吃新鲜蔬菜水果较多的人，患

脑血管病的机会相对减少。动物性食物摄入较多的人，更容易增加高血脂、高血压、高尿酸、肥胖以及某些肿瘤的风险，间接地增加脑血管病的风险。但这并不意味着严格素食对脑血管健康更有益。过度素食可导致某些营养元素缺乏和不均衡，不均衡的营养状态同样会增加大脑疾病的风险。营养均衡的饮食结构是脑血管病患者最科学的饮食建议。由于宗教信仰和某些特殊疾病等原因需要严格素食的患者，应该适当补充维生素、微量元素等。有人说"我想吃的就是我身体需要的"，或者发病后杜绝所谓的"发物"而严格忌口，这些做法都不够科学。在医学领域中，大部分指标遵循"U"形曲线，任何形式的过度都会带来风险。"过犹不及""物极必反"的人生智慧同样适合营养，营养过剩和营养不良都会损害大脑健康。

《中国脑血管病防治指南》建议如下。

（1）饮酒：不饮酒者，建议不要饮酒；饮酒者，要适度饮酒，男性每日饮酒的酒精含量不应超过 30g，女性不应超过 20g，即男性一般饮白酒每日不超过 50ml（1 两），或啤酒每日不超过 640ml（1 瓶），或葡萄酒每日不超过 200ml

（4两），女性饮酒量应酌情减半。

（2）食盐：每人每日食盐摄入量＜6g。

（3）脂肪和胆固醇：每日摄入脂肪＜10%总热量，每日摄入胆固醇＜300mg。

（4）提倡多吃蔬菜、水果、谷类，适量进食牛奶、鱼类、豆类、禽肉等。伴有高尿酸的脑血管病患者，应该限制高嘌呤食物；肾功能不全的患者，应该适当限制蛋白质的摄入；合并心力衰竭的患者，要限制总液体量和食盐的摄入；糖尿病患者要限制总热量的摄入。

25 脑血管病后患者可能出现哪些情绪问题

脑血管病后患者由于脑结构损伤、身体残疾、生活不能自理、社会角色和家庭角色发生巨大改变，出现焦虑、抑郁情绪十分常见，同时脑血管病后认知功能损害也是常见的并发症。抑郁焦虑情绪可以在脑血管病发病后短时间内出现，随着疾病的改善，有些患者的情绪问题可以缓解。有些患者的不良情绪持续时间较长，特别是这些情绪如果影响患者的进食、睡眠、运动、服药、人际关系，甚至出现悲观厌世、自杀自伤倾向，则要积极进行治疗，最大程度地减少负性情绪对脑血管病的不利影响以及潜在的自杀风险。脑血管病可以导致不同部位、不同范围、不同程度的损害，所以其引发的焦虑抑郁情绪的风险有所不同，同时与患者的遗传背景、性格特点、社会支持体系以及社会经济文化状态密切相关。女性、既往有抑郁症或者糖尿病、抑郁症家族史、左侧大脑半球病灶、残疾重、独居、丧偶或离异、无法控制的哭泣等特点都高度提示病后发生抑郁的可能性大，家属应该特别关注，加强护理，严防患者的自杀行为，及时就医。

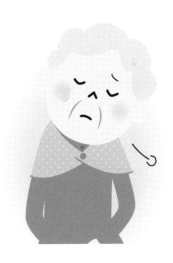

第二篇 焦虑情绪篇

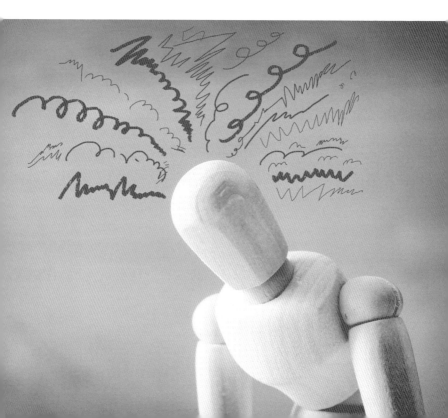

🧠 26 焦虑就是紧张、担心、着急、发脾气吗

焦虑是一种内心紧张不安的感觉，患者常说"我预感到要发生某种危险或者不幸的事件"，尽管在现实层面并没有危险或者不幸的事情发生，或者有很小的风险，但内心的紧张、担心明显超过了实际风险的不良后果。尽管患者可以意识到这种不符合现实的"夸张"的想法，但是难以控制紧张、担心、不安的情绪和想法，自觉苦恼，难以摆脱，同时常伴随焦虑、紧张、恐惧带来的躯体不适的症状。这种状态如果持续存在不能缓解，影响到患者的工作、学习和生活以及人际交往，就达到了疾病的程度。

其实焦虑情绪是人类与环境作斗争及生存适应过程中的一种本能反应，是一种保护性情绪，具有积极的意义。适度的焦虑有助于在压力应激状态下充分地调动身体各项功能以应对现实的威胁，适度提高大脑的反应速度和警觉性。但是，长期过度的焦虑，或者与处境不相称的焦虑情绪，影响到正常的社会交往、身体功能或者患者心理极为痛苦又无法摆脱时，就称为病理性焦虑，是需要治疗的疾病。达到疾病程度的焦虑表

现为经常过分担心、害怕、烦躁、恐惧、坐立不安，失眠、早醒、颤抖、身体发紧僵硬，多疑、遗忘、注意力下降等，甚至出现头痛、头晕、心慌、胸闷、食欲不佳等躯体症状。

脑血管病作为一种强大的身体和心理应激，病后的焦虑情绪，担心复发、残疾、死亡，担心药物不良反应，这些都是常见的心理反应。适度的焦虑是合理的，有助于患者积极配合治疗，努力进行康复锻炼。但是如果病后长期感到持续的紧张不安、担心害怕或不合理地预感到灾难、威胁或大祸临头，伴有无法解释的心慌、出汗、头晕、头痛、肌肉紧张、慢性疼痛、胸闷、气短、尿频及坐卧不安，甚至濒死感，患者感到痛苦不能自拔，排除其他躯体疾病的可能性，难以坚持疾病的康复治疗或家务工作，难以与人正常交往，对睡眠、食欲、体重、情绪甚至血压、血糖、心率都有显著的影响，就达到了病理性焦虑的标准，需要尽早就医，进行系统性治疗。

27 焦虑情绪对身体有哪些不良影响

长期的焦虑可以导致慢性睡眠问题，如入睡

困难、早醒、多梦、睡眠质量下降等。长期焦虑情绪显著增加心率、升高血压，甚至导致代谢指标，特别是血糖的波动，增加脑血管病复发的风险，也增加心血管疾病、消化系统疾病和某些肿瘤的患病风险。长期的焦虑也会影响社交和人际关系，间接损害健康。通过规范的药物及心理治疗，多数焦虑相关的情绪和躯体症状是可以得到明显改善的。

🧠 28 长期焦虑情绪会增加脑血管病复发的风险吗

长期的焦虑情绪可导致下丘脑 - 垂体 - 肾上腺轴功能紊乱（HPA 轴），使患者糖皮质激素（也称为压力激素）水平增高，并进一步引起肥胖、代谢综合征、高血压、血糖波动、心率增快，增加了患脑血管病的风险。同时，焦虑情绪影响睡眠质量，增加了吸烟、饮酒的风险，降低了运动和康复的治疗依从性，对人际关系也有不利影响。这些因素会进一步导致脑血管病复发的风险增加。

🧠 29 如何识别卒中后的焦虑情绪

据调查显示，100 例脑血管病患者中有 20 ～

40 例会在发病后出现焦虑症状，焦虑的想法多是指向未来的，对未来还没有发生的事情有过度的担心和灾难性的想法。以下是一个可以识别患者是否有焦虑可能性的快速简单的方法。

焦虑 90 秒 4 问题询问法

★你认为自己是一个容易焦虑或紧张的人吗?

★最近一段时间，你是否感到比平时更加焦虑或忐忑不安?

★是否有一些特殊场合或情境更容易让你感到紧张、焦虑?

★你曾经有过惊恐发作吗? 即突然出现强烈不适感或心慌、眩晕、感到憋气或呼吸困难等症状?

如果以上 4 个问题中有 2 个或 2 个以上的回答是"是"，那就需要进一步评估并寻求专科医生的帮助。可以采用汉密尔顿焦虑量表（HAMA）、广泛性焦虑筛查量表（GAD-7）、焦虑自评量表（SAS）等进行卒中后焦虑的筛查，但量表的评分仅反映严重程度，并非诊断工具。怀疑焦虑症状且

影响到工作和生活的，建议寻求专业医生的帮助。

🧠 30 脑血管病后出现情绪焦虑是意志力薄弱、心态不好的表现吗

脑血管病患者总是担心自己不能坚持工作，或者疾病将来会复发，会给家庭带来经济上的负担，有时感到自己拖累了家人，以致整日忧心忡忡，思前想后，坐立不安，很多患者认为这是自己意志力薄弱、脆弱不坚强所致。虽然很想控制自己的负性想法，却发现很难做到，患者为此感到沮丧、内疚、羞愧。其实，焦虑情绪是当人们面对压力、风险、挫折时的一种基本情绪，可以理解为一种本能的心理反应，具有保护性的积极意义，这并不是意志力薄弱、心态不好的表现。尽管这些情绪与个体的心理社会因素、人格特点有关，但是对于脑血管病患者来说，大脑的病理性损害与焦虑情绪之间的生物学联系是个关键的发病机制。脑血管病后伴发的焦虑情绪十分常见，适度的焦虑情绪是合理的，也是阶段性的，这种情绪有助于患者努力康复，积极治疗，保持健康的生活方式。充分接纳这种情绪，千万不要

给自己贴上"不坚强""不勇敢""胆小懦弱""心态不好"的标签。但过度的焦虑担心对身体危害极大，病理性焦虑的发生原因是脑血管病后与情绪控制有关的神经通路受到损害，神经递质失衡导致。因此，患者本人和照料者以及家属应该充分理解患者病后的心理和生理变化，这些异常的表现仅通过家属的心理疏导、家庭的关爱有时难以缓解，还需要专科医生在评估后给予药物和专业的心理和康复治疗。

31 什么样的人容易在脑血管病后出现难以自控的焦虑情绪

那些容易在脑血管病后出现严重焦虑的人，通常在性格上有鲜明的特点，如过分追求完美，对自己及别人都有较高的要求，对每件事情都有较高的预期，事无巨细，不喜欢授权，工作、生活中喜欢亲力亲为，遇到压力、挫折时容易紧张，性格敏感，在乎他人的评价。还有些患者在生病前有过一些心理创伤性经历，有严重的自卑心理，缺乏安全感，往往导致他们与人相处时总觉得自己处处不如别人；在患脑血管病后这种自卑心理和不安全感会更加强烈。过度关注自我也是一个很重要的容易产生焦虑的性格特点，这些人通常会以自我为中心，在工作和生活中特别要强，身体出现任何不适时容易过度关注，甚至过度夸大症状的表现和对可能的原因有着不合理的解释。有这些性格特点的人，在一些外在因素或者偶然因素的作用下，如突发的疾病、工作生活的逆境或者人际关系的矛盾、环境的突然改变等，容易演变为严重的焦虑障碍。有这种性格的患者更应该注意病后积极调整心态，有意识地觉察和克服性格上的缺陷，通过更加积极、科学的手段排遣压力。亲人和朋友也应该多理解和包容患者，给焦虑中的患者更多的支持，帮助他们走出心理的误区，焦虑情绪的改善，对脑血管病的预后非常有利。

32 如果脑血管病后患者有焦虑情绪，什么情况需要找专业医生咨询或治疗

如果脑血管病后患者有焦虑情绪，同时伴有下列症状，就达到了医学上焦虑障碍的诊断标准：经常为没有明确客观对象而感到提心吊胆和恐惧紧张、内心痛苦；经常坐立不安，来回走

动，无法平静下来，或者不自主地震颤或发抖；自主神经功能紊乱，如出汗、口干、胸闷气短、呼吸困难、心悸、恶心、呕吐、尿急、尿频、头晕、全身无力感等。如果仅有焦虑的情绪体验而没有运动和自主神经功能紊乱的任何表现，不能合理地视为病理性焦虑。反之，没有不安和担心、恐惧的内心体验，单纯表现为身体的不适则不符合病理性焦虑的诊断标准。如果这种病理性的焦虑情绪已经持续超过半年且严重影响患者的工作、生活和人际交往，自觉痛苦又无法控制，并且排除其他疾病的可能性，需要尽快找专业的医生进行咨询并接受相应的治疗。

33 脑血管病后患者情绪焦虑是否可以吃中药缓解或自我调节

有些患者出现轻度的焦虑情绪，影响睡眠和消化功能或伴有各种躯体不适，在没有用药禁忌的情况下，可以短期使用一些有改善症状效果的中药（汤剂或中成药）。但如果患者患有多种疾病，合并使用多种药物或者伴有脏器功能不全时，合用任何药物都可能增加潜在风险。如果自我调节效果不佳，需要及时就医，以免延误治疗。

特别需要强调的是，中医中药治疗安全有效的基础是辨证施治，随症加减。缺乏中医背景的人很难选择适合自己体质的中药。同时中药与西药一样，也具有潜在的副作用，对于非专业人员而言掌握这些显然很困难，选择正规的医院和专业医生的指导才是最安全有效的办法。

34 除了药物治疗以外，焦虑情绪能否通过非药物治疗改善

焦虑情绪的改善，合理的治疗手段是药物治疗结合非药物治疗。轻症患者，非药物治疗就可以达到改善症状的目的。非药物治疗包括多种手段，需要根据患者的具体情况进行选择。在专业医生的指导下，患者可以采用心理治疗（支持性治疗、认知行为治疗等）、家庭社会支持治疗、物理治疗（生物反馈治疗、经颅磁刺激、放松训练）、运动治疗、音乐治疗、园艺治疗、宠物治疗、正念认知疗法等多种治疗方法，以实现综合干预。心理治疗中的认知行为治疗是目前主流的治疗方法，该方法专注于压力管理，学习应对消

极认知、解决问题，建立有意义的活动，能有效治疗广泛性焦虑，该方法的理论依据为使患者找到自身不合理的观念以及不正确的认知过程，认识到自身的不合理的观念和认知是导致不良行为和情绪的根源。治疗的重点在于帮助患者找到根源，取得患者的积极主动配合，提高患者对治疗的依从性，使其重塑正确的思维方式，对压力有科学合理的认知，缓解不合理的焦虑。物理治疗中的经颅磁刺激是一种很有前景的治疗方法，能有效、安全地改善多种焦虑症状。

35 正念认知疗法会不会很难，没有专业背景的患者能接受吗

正念认知疗法是一种当前专业领域普遍开展的心理学疗法，通过学习和训练，帮助患者以新的角度来对待和处理目前遇到的工作和生活中的困难，防止自我维持负性思维模式，缓解心理和躯体的不适，促进身心健康和社会功能的恢复。

正念认知疗法的思维方式并不难，通过专业的指导，有正常理解能力和基本配合能力的患者就可以学会。在正念认知疗法治疗的过程中，首

先要学会如何在每时每刻有意识地、不做任何评判地去注意和觉察，允许负性想法和感受的存在，去觉知这个想法或感受本身，承认它们的存在，并不引发相应的评判和负面情绪。其次，将注意力专注于呼吸和躯体感受上，通过呼吸来集中自己的注意力，接下来将注意力扩展到身体上，重点是将注意力放在一个特定的焦点上，并维持一段时间。最后，学着接受所有的一切，弱化对所觉察内容的想法、评价和不愉快的感受。在这个过程中，顺其自然，不用刻意达到某个特定状态。有大量的科学证据表明，在长期的正念认知训练中，患者的大脑、身体和心理会发生积极的改变，这种改变不仅能够促进身心健康，减少疾病带来的风险，而且会对患者的人际关系和生活质量起到积极的促进作用。

36 脑血管病后患者如何克服死亡焦虑

死亡焦虑是一种本能的情绪，当发生脑血管病后，患者对死亡的恐惧是一种自然发生的心理反应。如果这种反应过于强烈和持久，则对身心健康极为不利。如何在病后克服死亡焦虑呢？

（1）接纳自己：从进化的角度理解，任何器官都是有"保质期"的，大脑也一样。特别是到了老年阶段，随着"保质期"临近，出现故障的概率会逐渐增加。一旦出现故障，不恐慌、不抱怨、不自责、不放弃，尊重科学，在力所能及的范围内积极治疗，力求康复。一方面，提高自己的生活质量；另一方面，减轻照料者的负担，利己利他。

（2）接受现实：到目前为止，医学还有很大的局限性和不确定性。即使研究得很清楚的疾病，也未必有有效的治疗手段。就算有有效的治疗手段，也不能还患者一个崭新的大脑。老年阶段万一不幸得了严重的脑血管病，患者要对预后和未来的生活有合理的预期。不合理的预期、过高的预期会导致更多的失望、更沮丧的心情、更消极的行为，反而对治疗和康复不利。我们应该像接受容颜的衰老一样，心平气和地接受大脑会有"停摆"的一天，并用平静的心态和科学的力量努力推迟这一天的到来。

（3）相信科学，把握当下：从现在开始按照科学的建议管理好每天的生活。已经得到公认的脑血管病十大危险因素包括高血压、心脏病、吸烟、高血脂、腹型肥胖、饮酒、糖尿病、抑郁症、不健康饮食、心理社会应激。在医疗保障环节，积极治疗心脏病，控制好血压、血糖、血脂。在生活方式方面，强调规律的体育运动、健康的饮食习惯（特别是地中海饮食模式）、足够的睡眠、不吸烟、限制饮酒、控制好体重、避免脑外伤，有条件的进行大脑认知训练。在心理社会因素方面，强调保持好奇心和对新事物的学习兴趣，加强人与人之间的社交互动，多参与群体性社交活动，努力在病后依然对生活有目标，努力找到生命的意义。坚持以上这些会对大脑"保鲜"具有积极的意义。

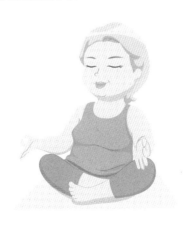

第三篇 抑郁情绪篇

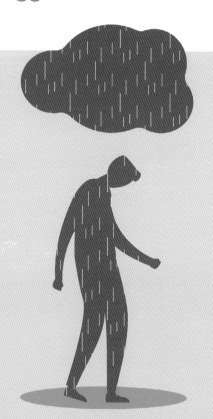

🧠 37 医学上如何定义抑郁症，总不高兴就是抑郁症吗

抑郁症是常见的精神障碍之一，人人都可能患上抑郁症，重大的疾病打击后更容易发生抑郁症。但是生病后低落的情绪并不等于医学上的抑郁症。医学上诊断抑郁症是有严格的诊断标准的。抑郁症是指各种原因引起的以显著而持久的心境低落为主要特征的一类心境障碍。主要表现为心境低落，可以从闷闷不乐到悲痛欲绝，部分患者会出现明显的焦虑，严重者可以出现幻觉、妄想等精神病性症状。此外，兴趣缺乏也是抑郁症的核心症状之一，表现为对以前感兴趣、开心的事情不再感兴趣，无法感受到快乐。除了上述核心症状以外，抑郁症的诊断还需要有若干伴随症状。常见的伴随症状包括注意力不能集中、自我评价过低、无价值感、自责自罪，以及常见的躯体症状，如睡眠减少、体重下降、食欲下降、浑身乏力等。部分患者存在自伤、自杀的观念和行为。家属和照料者要敏感地发现患者的变化，及时识别，尽早就医，以免发生悲剧。

抑郁障碍单次发作症状至少持续2周，严重

影响患者的工作、生活及社会交往。部分患者常病程迁延，反复发作，或遗留症状转为慢性，可造成严重的社会功能损害。因此早期诊断、规范治疗、减少复发和慢性化，对患者生活质量至关重要。

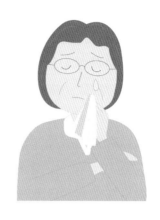

短暂的不开心是一种负性情绪，也是一种正常而自然的心理波动现象，是五颜六色生活中的一种颜色。正常的情绪波动通常不伴有多种伴随症状，程度轻、时间短，不会有自伤、自杀等悲观厌世的想法，不显著影响正常的工作、生活和社会交往。如果持续存在不开心的情绪，自己无法摆脱，甚至还有其他伴随症状，需要专业医生的评估来确定或排除抑郁症的可能。

38 如何识别隐匿性抑郁

隐匿性抑郁主要指一类以各种躯体主诉为主要表现的抑郁症，通常情绪低落、悲观厌世的情绪表现并不突出。这类患者在临床上主要表现为各种躯体不适和自主神经症状，如失眠、睡眠节律改变、头痛、疲乏以及呼吸、循环、消化、泌尿生殖系统的症状和不适。女性躯体化症状的比例更高，常伴有焦虑情绪。患者常在就诊过程中反复强调躯体上的不适而忽视潜在的压力、矛盾冲突、情绪和情感问题。患者通常认为自己患了某种躯体疾病，反复针对各种躯体不适进行检查和治疗，效果往往令人失望。针对这样的患者，经过详细的精神检查可发现抑郁的情感体验，常用的 Hamilton 抑郁量表（HAMD）中有很多躯体症状的条目可以在这类患者中出现，如躯体焦虑（如口干、腹胀、腹泻、打嗝、腹绞痛、心悸、头痛、过度换气和叹气以及尿频、出汗等焦虑的生理症状）、胃肠道症状、全身症状、性症状、睡眠障碍和体重减轻等。在排除器质性躯体疾病且与患者充分沟通后，可针对这类患者进行抗抑郁治疗，常能获得良好的效果。

39 抑郁症会遗传吗

生物基因、人格特质、家庭背景、社会环境

和应激事件等生物学、心理学和社会学不良因素交织在一起，共同参与了抑郁症的发病。每一位抑郁症患者背后的病因都不尽相同。

抑郁症患者的亲属，特别是一级亲属，罹患抑郁障碍的危险性明显高于一般人群，患病风险是一般人群的 2 ~ 10 倍，早发（发病年龄 < 30 岁或更低龄）和反复发作的抑郁症患者呈现明显的家族聚集性。

女性患病比例高于男性，家庭中的女性患者对子代的抑郁情绪有显著影响。同时，负性生活事件，如丧偶、离异、婚姻不和谐、失业、严重躯体疾病、家庭成员患重病或突然病故，均可导致抑郁障碍的发生；经济状况差、社会支持体系薄弱的个体抑郁发病风险高；童年期的不良经历可使具有较为明显的焦虑、强迫、冲动等人格特质的个体发生抑郁障碍。

40 脑血管病后患者为什么容易出现抑郁情绪

脑血管病后的抑郁症是脑血管病常见的并发症，是一种发病率很高却也很容易被忽视的疾病——卒中后抑郁。中国的研究提示，每 10 个脑血管病患者，有 4.2 人在病后 1 年内发生抑郁症。抑郁症在脑血管病后 2 周、3 个月、1 年、5 年等不同的时间有可能发生，会显著增加脑血管病复发和残疾的风险。这提示脑血管病后的恢复阶段，即使病情平稳或好转，也要随时关注患者的情绪和心理健康。就像要定期监测血压、血糖、血脂一样，情绪和心理是否健康也需要定期评估检查，及时给予针对性治疗。脑血管病后抑郁的发生与脑血管病后神经递质异常及情感相关脑区功能障碍相关，其中与抑郁相关的神经递质有 5- 羟色胺、去甲肾上腺素、多巴胺、乙酰胆碱等，这些神经递质密集地分布于情感相关脑区，如额叶、边缘系统、基底节等。不同类型的脑血管病累及的情感相关的脑区不同，因此发生抑郁症的风险和特点也有所不同。理论上说，大脑损害越广泛，受累部位情感相关的脑区越多，发生抑郁症的风险越大。但是，抑郁症的发病还存在显著的社会经济学影响因素，如病前的性格、疾病史、家庭支持度、教育水平、经济能力、心理弹性等，仅凭脑血管病的影像学特点并不足以预测抑郁症的发生和严重程度。

41 脑血管病后抑郁是得"神经病"了吗，会"发疯变傻"吗

抑郁是一种情绪紊乱，既不是傻，也不是疯，只要早发现、早治疗，是可以完全治愈的。由于世俗的污名化、标签化和大众对心理问题的认知的缺乏和误解，很多患者对于抑郁症的诊断存在非常大的压力，总担心别人知道自己的情况后会用异样的眼光看自己。因为不了解抑郁症的科学知识，再加上自己对抑郁症的误解和偏见，所以有一些人才会视抑郁症为洪水猛兽，耽误了诊断和治疗。

如果患者在脑血管病后出现以下症状，可能是卒中后抑郁，要及时就医。

（1）不开心：大部分时间（至少持续2周）感到不开心、闷闷不乐，甚至痛苦。

（2）没兴趣：对于平时喜欢的活动不再感兴趣，变得懒散，不愿意去从事既往的日常活动。无法从之前可以获得快乐的活动中获得愉快的感觉。

（3）容易累：易疲劳或精力减退，甚至即使休息也没有精力完成日常工作。

（4）全身不适：不明原因的疼痛、食欲减退、头痛、心慌、心悸、胸闷、腹泻、便秘、肌肉和关节疼痛、胸痛等。

（5）焦虑不安：不明原因的紧张、坐立不安、脾气大、容易烦躁、冲动。

（6）失眠：不明原因的入睡困难、早醒、多梦、容易醒并且醒后难以入睡。

（7）没信心：觉得自己不如别人，有内疚、自责感，部分患者会觉得活着没意思，甚至有自杀企图。

42 有没有简单的筛查工具来帮助脑血管病后患者了解自己的心理健康状况

如何自我评估是否有抑郁问题、情况是否严重，以及是否需要就医，可以参考下面这个简单的量表进行自我评估。这个量表围绕抑郁相关症状提出了 9 个问题，患者可以进行自我评估，非常简单、方便。

9 条目患者健康问卷（PHQ-9 量表）

根据过去两周的状况，请您回答是否存在下列描述的状况及频率。

序号	问题	出现的频率			
		没有	有几天	一半以上时间	几乎每天
1	做事时提不起劲儿或没有兴趣	0	1	2	3
2	感到心情低落、沮丧或绝望	0	1	2	3
3	入睡困难、睡眠不安或睡得过多	0	1	2	3
4	感觉疲倦或没有活力	0	1	2	3
5	食欲不振或吃太多	0	1	2	3
6	觉得自己很糟或觉得自己很失败，或让自己、家人失望	0	1	2	3
7	对事物很难集中注意力，如在看报纸或看电视时	0	1	2	3
8	行动或说话速度缓慢到别人已经察觉，或刚好相反，觉得自己变得比平日更烦躁或坐立不安、动来动去	0	1	2	3
9	有不如死掉或用某种方式伤害自己的念头	0	1	2	3

PHQ-9 量表的结果分析及治疗建议

分值	结果分析	治疗建议
0~4 分	没有抑郁	无
5~9 分	轻度抑郁	观察等待:随访时复查 PHQ-9 量表
10~14 分	中度抑郁	制订治疗计划,考虑心理咨询、随访和/或药物治疗
15~19 分	中重度抑郁	积极药物治疗和/或心理治疗
20~27 分	重度抑郁	首先选择药物治疗,若严重损伤或治疗无效,建议转至精神疾病专家处进行心理治疗和/或综合治疗

就像感冒、咳嗽时，体温计只能提示是否发热，但发热的原因、是否需要服用抗生素、是否需要住院观察、是否需要输液甚至手术治疗，一定要经过专业医生的评估才能明确一样，自我评估量表不可以直接作为诊断工具，患者不可以根据量表的得分自行诊断，更不能自行服药治疗，以免治疗不当造成风险。当通过自评量表发现问题后，需要及时找专科医生作出诊断并制订妥善的治疗方案，切不可盲目自行处理。

43 脑血管病后抑郁症如何诊断

想要知道脑血管病后抑郁症如何诊断，需要先搞明白脑血管病与抑郁症的因果关系。有些人在患脑血管病之前曾出现过抑郁发作，脑血管病只是诱发了其再次发作，有些抑郁症状的出现则是与脑血管病密切相关的。抑郁症不仅要具备上文所述的症状表现，而且这些症状表现还需要引起患者有临床意义的痛苦，或者导致患者社交、职业或其他重要功能方面的损害，在此基础上排除其他诊断，如适应障碍、双相障碍等。因此，在出现症状或者采用量表进行自我评估发现问题后，需要及时找到专科医生作出诊断并进行妥善治疗。

44 脑血管病后的抑郁症会有自杀风险吗，如何预防危险的发生

脑血管病后的抑郁症患者同样会有自杀风险，因对生活、周围事物、周围人丧失兴趣、情绪低落以及身体的各种不适和残疾，均会造成患者对生活失去信心。对家人的拖累、对疾病复发的担心和躯体的各种痛苦，让少数患者萌生悲观

和自杀的想法。特别是身体残疾重、睡眠障碍、社会支持体系薄弱的患者，自杀风险增加。因此患者家属和照料者应首先加强 24 小时对患者的监护，防范一切会造成意外伤害的可能性。给患者营造一个充满关爱的生活环境，让患者树立战胜疾病的信心；生活中多包容、理解患者，避免与其发生各种冲突而诱发自杀风险；已经明确诊断的患者，特别是有自杀倾向的患者，家属要监督其服药的依从性，严格管理好药物，避免患者一次性大量服药引发的自杀风险。

45 脑血管病后发生抑郁症，是因为患者性格不够坚强、心态不好吗

脑血管病后出现抑郁情绪是一种疾病导致的并发症，原因复杂多样。对于卒中后抑郁的患者，不能给他粗暴地贴上"不坚强""心态不好""脆弱"的标签，这不仅是有悖科学的偏见（病耻感会耽误患者的诊断和治疗），同时也会加重患者悲观、沮丧的情绪，加重抑郁，使脑血管病恶化的风险增加。

脑血管病后的抑郁情绪不仅与性格有关，目

前研究的可能机制主要包括如下几种。

（1）遗传机制：既往抑郁病史或家族史可能是卒中后抑郁的危险因素之一。

（2）生物学机制：情绪的稳定需要大脑中结构的稳定，还有多种情绪相关的化学物质保持平衡，脑血管病会广泛破坏脑部与情绪稳定有关的中枢结构，并引起与情绪密切相关的化学物质的数量与功能的改变。这些生物学因素的变化会使某些即使性格非常坚强、勇敢、乐观的患者亦无法避免地出现抑郁症。因此，应从生物学角度理解患者脑血管病后的抑郁情绪，这样有助于消除患者的病耻感。

（3）社会心理机制：脑血管病的突然发生，使患者的日常生活能力降低，给自己的工作、生活带来诸多不便，导致患者产生适应障碍、心理应激障碍，心理平衡的失调可能诱导卒中后抑郁的发生和发展。

总的来说，卒中后抑郁既与脑损害程度、功能残疾程度有关，又与既往情感障碍疾病史、性格特点、应对问题的方式、相关社会家庭支持等社会心理因素有关。

通常抑郁情绪会持续一段时间，抗抑郁治疗也是阶段性的，多数患者无须终身治疗。如果患者不愿意接受和面对现实，容易导致治疗延误，甚至可能增加自杀的风险。患者家属应多鼓励患者，和医务工作者形成治疗联盟，帮助患者尽快摆脱抑郁情绪。通过科学的治疗，多数抑郁症患者的病情可以得到明显改善。

🧠 46 脑血管病持续好转、病情稳定，是否还会得抑郁症

抑郁症看起来是心理疾病，其实它是一种全身性疾病，可能在任何年龄、任何疾病阶段发病，慢性病患者、神经系统疾病患者、老年人都是抑郁症的高危人群，特别是老年脑血管病、帕金森病、阿尔茨海默病患者更常见伴发抑郁情绪。

脑血管病的持续好转、病情稳定，是减少抑郁症发生风险的重要有利因素。就像高血压、糖尿病、心脏病一样，一段时间的"体检正常"并不代表永远不会患病，需要定期体检才能够及时发现潜在的健康问题。脑血管病显著增加抑郁症的发生风险，尽管一段时间内患者情绪平稳、心

理健康，但是随着时间的延长，患者身体各项功能逐渐衰退，复发风险逐渐增高，生活中各种社会经济因素、人际关系的不确定性，以及一些偶然发生的负性事件，都会使患者面临发生抑郁症的风险。常规监测可以及时发现患者的抑郁情绪，无须预防性治疗。

47 为什么脑血管病后女性患者更常见抑郁症

研究提示，如果脑血管病患者有下列特征，将比其他患者更容易发生抑郁症：脑血管病程度严重、左侧大脑半球病变、病灶范围广、残疾重、本次为复发性脑血管病、女性、以往有抑郁症病史或家族史、缺乏社会支持、有认知功能损害、无法控制的哭泣。如果患者具有上述特征中的一项或数项，需要格外关注患者的情绪变化，及时发现异常情况，积极治疗。世界各国的流行病学数据提示，女性抑郁症的发病率是男性的 2 倍甚至更多，同样，女性脑血管病后抑郁症的风险亦显著高于男性。和男性相比，女性的生理特点、心理特点和社会角色使得其更容易情绪化，导致抑郁症的高发。究其原因，既有历史文化及社会学因素，也有生物学因素。男性的大脑容量比女性要大 8%～13%，大脑是情绪稳定的物质基础，这一先天的差异支持男性比女性有更强大的稳定情绪的生物学基础。此外，情绪的调节受三个生理轴的调控，即下丘脑 - 垂体 - 肾上腺轴、下丘脑 - 垂体 - 甲状腺轴和下丘脑 - 垂体 - 生长激素轴。这三个生理轴的反应性与身体的内环境各种激素的波动高度相关。女性的激素分泌具有周期性波动的生理特点，因此女性是情绪不稳定的易感人群。女性一生中要经历相当多的和男性不同的生理阶段，这种身体、心理、社会角色，特别是激素分泌的波动对情绪以及对压力应激的反应具有显著影响。当今社会的职业女性比以往任何一个时代需要承受更多的压力与应激，这导致女性比男性更容易出现情绪问题，而长期的情绪问题和压力如果得不到妥善处理，毫无疑问对身体健康、人际关系和生活质量会产生显著的不良影响。因此患者家属和照料者应多理解这一特点，多关注女性脑血管病患者病后的情绪和心理变化。

48 与年轻人的抑郁症相比，老年人的抑郁症有什么不同

老年抑郁症患者占抑郁症人群的 25% 左右，高危年龄段集中在 55～74 岁。多数老年人首次发生的抑郁症会伴有躯体疾病，特别是伴有神经系统疾病的可能性很大，如脑血管病、帕金森病、阿尔茨海默病、脑肿瘤，或甲状腺疾病，这与年轻人的抑郁症显著不同。针对老年人多种躯体疾病的治疗药物，如止痛药、某些激素和肿瘤的化学治疗药物等，也有导致抑郁症的风险，需要鉴别。

老年期抑郁症还包括初次发病于青壮年，延续到老年期复发的情况。与年轻患者相比，老年患者的抑郁症多缓慢起病、病程较长，平均发作持续时间超过 1 年，反复发作常迁延为慢性。老年期抑郁症有时症状不典型，更隐匿，伴有较多的躯体不适主诉，而患者的情绪低落易被忽视。中老年抑郁症患者自杀危险性及成功率明显高于年轻抑郁症患者，特别是患有多种疾病、性格内向、不擅交流、缺乏社会支持、独居、经济拮据的中老年患者自杀可能性更大，需要全社会更多

地关注这一群体。老年人抑郁症的治疗，通常也较初次发病的年轻人抑郁症疗程更长，一经诊断多数需要长期治疗，不要因症状稍有改善就随意减药、停药。

总之，老年人的抑郁症和年轻人相比治疗效果更差、病程更长、复发率更高、共病种类更多、认知损伤更严重、自杀率更高、全因死亡率更高、预后更差。

🧠 49 脑血管病后长期抑郁对身体健康有何影响

脑血管病后的抑郁症，对患者生活质量有着严重的影响，除了心情不好外，对患者的饮食、睡眠、人际关系都会产生不良影响，对服药及康复治疗的依从性不利。更为严重的是，抑郁症不仅是一种心理疾病，还是一种全身性疾病，可以增加脑血管病的复发、残疾和死亡风险。同时，长期的抑郁情绪还会增加心血管病、代谢性疾病、痴呆及肿瘤的发生风险。因此，及时发现患者的抑郁症线索并进行正规诊断和治疗非常重要。

🧠 50 脑血管病后的抑郁症会使大脑变得迟钝吗，会增加痴呆的风险吗

抑郁症的生物学基础是脑内结构的破坏和脑内神经化学递质水平和功能的异常，而这些参与调控情绪的结构和化学递质也同时参与认知功能的调节。科学研究显示，长期的抑郁情绪会导致大脑海马体积的萎缩，而海马是最重要的认知功能的解剖基础。因此长期的抑郁情绪得不到治疗，会明显加重认知功能的减退，也会增加痴呆的风险。尤其是老年患者，合并多种疾病，抑郁的基础上常伴有睡眠障碍、社交隔离、运动减少、食欲下降（可能导致营养不良），此外多种疾病合用药物的不良反应以及一些不良的社会、经济因素等，会显著增加其抑郁和认知障碍的风险。幸运的是，多数抑郁合并认知功能减退的患者，随着抑郁情绪的改善，认知功能也会有所恢复。尽管认知功能的恢复会比情绪的改善慢一些，但是情绪的改善对认知功能的恢复是非常有利的。

🧠 51 脑血管病后的抑郁情绪需要药物治疗吗

脑血管病后轻度的抑郁情绪是人面对突如其

来的疾病打击时发生的正常心理反应。如果既往没有抑郁症病史，负性情绪对睡眠、饮食、人际关系影响不大，没有悲观厌世、自杀自伤的观念和行为，有一定的自我调节情绪的能力，可以暂时不用药物治疗。患者应该积极配合医生，按照脑血管病的治疗规范预防复发；配合康复训练，积极恢复身体的各项功能，减少残疾的发生。患者的亲人朋友和照料者要多给予患者关心和鼓励，照顾其日常起居，同时鼓励患者参与社交和一定的户外活动，为患者身心康复创造条件。这些综合手段可以帮助患者缓解抑郁情绪。同时照料者要多关注患者的情绪变化，一旦发现负性情绪持续不能改善或者有恶化趋势，出现严重的精神心理问题，特别要注意防范自杀、自我伤害的风险。当患者情绪问题恶化无法自行处理时，要及时就医，通过药物来改善症状，以免错失治疗的最佳时机。

52 脑血管病后的抑郁症有哪些药物治疗选择

药物治疗能够改善抑郁症患者的各种症状，

提高其生活质量，同时对脑血管病的康复具有积极的促进作用。药物治疗有多种选择，选择哪一种药物以及什么剂量最为适合，需要专业医生结合患者的具体情况进行综合判断。通常药物选择要在个体化的基础上综合考虑疾病的风险因素及药物的副作用；治疗过程中应定期监控和评估药物治疗的依从性、疗效、不良反应、症状变化等。药物治疗要足量、足疗程，在抑郁症状缓解后至少应维持治疗 4 ~ 6 个月，以预防复发。复发性抑郁症患者，药物治疗的疗程应该更长。多次复发的患者可能需要终身药物治疗。针对脑血管病后的抑郁症，公认有效的治疗药物有以下几种。

（1）选择性 5- 羟色胺再摄取抑制剂（SSRIs）：临床代表性药物包括舍曲林、艾司西酞普兰、西酞普兰、氟西汀、氟伏沙明、帕罗西汀。临床研究证据表明这类药物对于脑血管病后的抑郁症疗效明确。这类药物的常见副作用包括恶心、呕吐、便秘或腹泻，但多数可耐受，且治疗数周后上述表现逐渐减轻或消失；少数患者会出现口干、食欲减退或食欲增加、失眠或嗜睡、出汗、头晕、性欲减退等。禁忌证包括对 SSRIs 过敏，或正在服用单胺氧化酶抑制剂者。有癫痫发作且控制不良的患者、活动性颅内出血或其他部位活动性出血的患者慎用。

（2）选择性 5- 羟色胺及去甲肾上腺素再摄取抑制剂（SNRIs）：代表药物有文拉法辛、度洛西汀和米那普伦。常见副作用包括消化道症状、口干、性欲减退、便秘、恶心、失眠、头晕焦虑，多汗等。禁忌证包括过敏，有癫痫症的患者在癫痫控制不良时慎用，服用单胺氧化酶抑制剂者慎用。高血压患者服药期间要注意监测血压。

（3）去甲肾上腺素和特异性 5- 羟色胺能抗抑郁药（NaSSA）：代表药物为米氮平。常见副作用包括口干、镇静、食欲减退或食欲增加、体重增加等。

（4）三环类抗抑郁药（TCAs）：以阿米替林、丙咪嗪、氯米帕明、多塞平为代表药物，剂量应个体化，初始剂量为最小推荐剂量的 1/4 ～ 1/2，缓慢加量，剂量较大时需分次服。三环类抗抑郁剂的副作用较其他新型抗抑郁药物更为明显，使用时需注意以下表现：口干、视力模糊、便秘、直立性低血压、心动过速、嗜睡、体重增加、锥体外系症状、性功能减退、自主神经功能紊乱等。副作用较重者，宜减量、停药或换用其他药。由于副作用较多、耐受性差，多数脑血管病患者不适合选择三环类抗抑郁剂作为首选药物，三环类抗抑郁剂常用于新型抗抑郁药物疗效不佳时的备选方案。

（5）其他可用于脑血管病后抑郁症的药物：还有一些其他类型的抗抑郁药以及一些国内外指南推荐的中成药、植物药也可以在脑血管病后的抑郁症患者中使用。轻症可以单独使用，重症需要和前面谈到的各种药物联合使用。需要强调的是，中成药同样有复杂的成分和作用机制，由于个体差异，同样存在潜在的不良反应的风险。无论是哪一种药物，都需要在医生的指导下使用，并定期监测不良反应。特别是多种药物联合使用时，更要在医生的指导下合理配伍。脑血管病患者通常伴有多种慢性病，多种药物联合使用，同时年龄相对较大，为避免药物相互作用和不良反应，需遵医嘱用药，切忌自行增减或更换药物。

🧠 53 脑血管病后长期使用抗抑郁药会造成药物依赖成瘾吗

脑血管病后出现抑郁情绪很常见，严重的患者符合抑郁症的诊断标准时，需要口服抗抑郁药改善症状。很多抑郁症患者对使用抗抑郁药忧心忡忡，担心药物依赖成瘾，这种担心使患者不敢遵医嘱服药，延误治疗。其实这些患者对"药物依赖"存在误解。

真正的药物依赖，又称药物成瘾，表现为长期摄入一种药物导致药效的耐受（使用相同剂量的药物，药效却逐渐下降）及躯体、心理和行为的依赖。诊断药物依赖有严格的医学标准：针对某种药物的强烈的渴望或冲动、难以控制用药的冲动、停药后出现明显的戒断症状、药物剂量逐渐增大产生耐受性，除了针对性地服用某种药物完全忽略其他的快乐及兴趣，甚至在明知有害后果的情况下依然不顾后果地持续用药。需要满足上述条件，才可以作出药物依赖的诊断。

仍有患者会感到困惑："为什么需要长时间使用抗抑郁药，甚至终身服药，一停药就复发难道还不是药物依赖吗？"对于一些抑郁症患者，需要终身服药的原因是抑郁症不仅会有情感及社会行为的早期改变，身体内也会发生各种各样的变化，同时多种神经递质会出现功能异常。市面上绝大多数抗抑郁药是通过升高某些神经递质的水平发挥抗抑郁效果的，而且有研究发现抗抑郁药还可以改善记忆力、注意力等认知功能。正是基于上述机制，大多数患者会发现服用抗抑郁药一段时间后心情会显著改善，对很多事情的兴趣有所提高，思维迟钝、记忆力及思维能力下降的情况也有一定改善。但是抑郁症本身是一个非常容易复发的疾病，需要较长的治疗周期，如果患者没有接受足够的疗程，自行停药很容易使疾病复发。

值得注意的是，经常会有患者这样跟医生讲："医生，我有时漏服一顿药物，就会有心慌、头晕、过电的感觉，全身不舒服，你说我这是不是药物依赖？"这不是药物依赖，有些患者在停药过程中或因为各种原因漏服药物时会出现一系列停药反应，但停药反应的症状各异，一般停药反应主要分为六大类，如感觉症状、平衡失调、一般躯体症状、情感症状、胃肠道症状及睡眠障碍。其中最常见的是头晕、头痛、平衡感受损、恶心、失眠、生动梦境等。如果出现上述停药反应，也不要太担心，这些症状的出现并不意味着已经对抗抑郁药形成依赖。大多数停药反应仅持续 1～2 周，通常程度轻。大多数患者只需要拉长减药的时间，以更慢的速度减药即可，停药反应较重的患者可能需要换用更长半衰期的抗抑郁药。在医生的指导下，缓慢减少抗抑郁药的使用剂量可以有效避免停药反应的发生。

按照疾病规范诊疗应用的抗抑郁药不会造成药物依赖，更不会成瘾。有些患者之所以在停药后症状反复甚至加重，是因为抑郁症并没有治愈，仍然留有残余症状，需要更长时间的治疗，千万不能因为盲目地担心成瘾而延误治疗或者过早中断必要的治疗，导致严重的后果。如果达到停药的标准，专业医生会在一段时间内指导患者缓慢减药直至停药，以免造成停药反应，引起症状波动，给患者带来心理和身体的压力。对药物过度恐惧的患者，也可以接受心理治疗，调整不合理的认知。

🧠 54 服用抗抑郁药会伤肝肾吗

俗话说"是药三分毒",所以很多人会对服药存在顾虑,特别是有些患者看过药物说明书中写的各种不良反应,对于服药这件事更是难以接受。

事实上,患者在医院中获得的处方药物在上市前都会经过严格的临床试验,用以评估药物的疗效和安全性,同时还要受到药监部门的层层把关。药物只有通过严格的验证,确认它既有效、又安全,才会被批准上市。批准上市的药物,不代表完全没有副作用,对于疗效而言,副作用和安全性是一个相对概念。由于不同的个体携带的基因不同,以及个体差异的复杂多样性,有些人在服药后会有一些副作用,甚至出现严重的副作用。所以在每种药物的说明书中都会详细标明在药物临床试验中发生的所有副作用,哪怕是罕见的副作用也会标示清楚,供医生和患者参考。肝脏和肾脏是大多数药物的代谢途径,因此肝肾副作用是药物研究中的重要指标。对大多数患者来说,按照医生的指导规范服用药物是非常安全的,因为如果不治疗疾病,同样会对身体产生严重的危害。医生的工作就是帮助患者权衡药物治疗的风险和获益，选择适合的用药方案。

　　当然对于严重肝肾功能不全的患者，需要在医生的指导下调整药物的剂量。不同的药物，代谢特点有所不同，对于肝功能不全的患者，尽量选择肝脏代谢途径较少的药物；同理对于有肾脏疾病的患者，可以选择肾脏代谢较少的药物。同时，还可以根据肝肾功能的具体情况，通过调整药物剂量以及加强肝肾指标的监测来保障安全性。所以从这个角度讲，如果疾病达到医学诊断标准，只要在专业医生的指导下科学服药，对健康而言就是利大于弊的。

🧠 55 脑血管病后抑郁症除了药物治疗，还有其他办法吗

　　药物是治疗抑郁症的传统方法，大量的循证医学证据证实其安全、有效，但药物治疗起效较慢，会有一定的不良反应，需要长期服用，也需要定期监测药物的安全性，根据病情变化不断调整剂量。药物治疗并不是对每个抑郁症患者都有效，有 50% ~ 60% 的患者药物治疗效果理想，有些患者药物治疗效果欠佳，或者不能耐受药物

不良反应而被迫停止药物治疗。目前科学研究表明，除了药物治疗外，行为治疗、心理治疗、生物反馈、经颅磁刺激、直流/交流电刺激、音乐治疗、运动治疗、艺术治疗、光疗等都可以不同程度地改善情绪，达到治疗或治愈疾病的效果。严重的患者可以采用无抽搐电休克（俗称电疗）方法改善症状。有些患者还可以从外科手术中获益。对于多数患者来说，药物治疗与非药物治疗相结合的综合治疗手段是抑郁症最佳的治疗模式。

56 听说磁疗可以用来改善情绪，它适合脑血管病患者吗

"磁疗"在医学上是指经颅磁刺激（transcranial magnetic stimulation，TMS），是根据电磁感应原理，通过强电流在线圈上产生磁场，然后磁场无创伤地穿透颅骨进入大脑皮质，并在相应的脑区引起微小的感应电流，改变大脑皮质神经细胞膜电位，影响多种神经递质（5-羟色胺、去甲肾上腺素、多巴胺等）的释放，同时可以优化大脑神经网络功能，起到调节情绪的重要作用。

经颅磁刺激的应用范围广泛，涉及神经科、精神科、疼痛科、康复科等多个学科的多种疾病，是一种无创的神经调控技术，把线圈放在相应的治疗部位（如头部、外周肌肉及神经等）进行刺激，几乎没有疼痛感，在治疗的时候患者可以正常谈话。对于经颅磁刺激，不同的疾病选择的治疗参数不一样，持续时间约半小时，是一种除药物治疗以外可选择的非药物治疗方法。脑血管病患者在病情稳定后可以将经颅磁刺激作为一种康复治疗手段。特别需要注意的是，如果因为某些特殊类型的脑血管病颅内置入金属异物的患者，则不适合采用这种治疗方法。

57 脑血管病后的抑郁症能否治愈，是否需要终身服药

脑血管病后多数患者需要长期甚至终身服药以预防脑血管病复发，但脑血管病后抑郁症并不一样。脑血管病后抑郁症发生原因复杂多样，常常是生物学因素与社会心理因素相互作用所致。虽然治疗有一定难度，多数需要数月甚至更长时间的治疗才可以改善，但部分患者还是可以治愈

的。大部分脑血管病后抑郁症不需要终身治疗，通过多样化的治疗手段，即可获得情绪改善、社会功能恢复，达到抑郁症治愈标准，即可停药。初次发生抑郁症的脑血管病患者，一般需要半年到1年的治疗周期，复发的患者需要更长时间的治疗，多次复发的患者需要长期甚至终身的治疗。随着脑血管病情况的改善，加上规范的药物治疗和心理治疗，多数患者经过一段时间后可以达到疾病治愈的标准。因为抑郁症的病因复杂、复发风险高，除了药物治疗外，患者也应该在生活方式和思维方式方面进行积极地调整，家属及照料者的关爱对抑郁症的治愈至关重要。

58 患者和家属如何在日常生活中预防脑血管病后患者出现抑郁症

抑郁症发病的危险因素复杂多样，已知的危险因素包括神经质的个性、童年负性经历、应激生活事件、家族史、物质滥用（酗酒、吸毒）、焦虑症、边缘型人格障碍、社交孤独、社会支持体系薄弱、慢性或致残性躯体疾病等。

影响抑郁症复发的因素包括服药依从性、生

活事件与环境应激事件、遗传因素、家庭与社会支持、病理性人格、秋冬季节、发病年龄早、女性、吸烟、饮酒或吸毒、躯体疾病等。

可见抑郁症的发生和复发与生物遗传因素、环境因素和社会心理因素关系密切。因此，预防抑郁症也应从多方面入手。培养良好的人格和广泛的兴趣爱好、及时自我肯定、坚持正常活动、减少负性和消极思维惯性、定计划时留有余地，借助多种方式调节和释放不良情绪，可提高对不利事件的应对技巧，避免不良事件对自身造成的身心损害。父母健康的养育过程、学习必要的医学知识、提高自我管理能力、家庭干预、社会技能训练、危机事件的心理干预，必要的心理治疗、光疗（季节性抑郁）、阅读疗法、音乐疗法、运动治疗和瑜伽治疗、多结交正能量的朋友等，都可以在一定程度上预防抑郁症的发生和复发。

59 对于脑血管病患者的抑郁情绪，家属和照料者可以做些什么

除了药物治疗以外，家庭和社会的支持以及心理治疗对改善脑血管病后患者的抑郁情绪非常

重要。家属和照料者应充分理解脑血管病后患者抑郁症的发生原因，既有生物学因素，也有个体心理学、社会学因素，不能对患者的抑郁情绪存在抵触、否认情绪，更不能歧视、对抗这样的患者，这会增加患者对抑郁症的病耻感，导致自卑、自责，使患者对疾病的治疗失去信心，甚至绝望，这种心态和由此产生的消极行为对脑血管病和抑郁症的康复非常不利。家属和照料者对患者的接纳、鼓励、支持和关怀可以让患者积极面对抑郁症。通过科学的认知，家属和照料者可以更好地帮助患者提高治疗的依从性，使其树立康复的信心，配合医生，遵从医嘱。家属和照料者应敦促患者按时服药，陪伴患者进行其他非药物治疗，包括心理治疗、康复治疗、物理治疗，有助于促进脑血管病患者的身心康复。

（1）家庭的支持：首先家庭成员一定要给予患者更多的关心，给予他生活上的照顾，鼓励患者力所能及地参加社会活动，及时了解患者的心理活动，帮助他消除不良情绪，树立战胜疾病的信心。为患者营造一个积极向上、团结关爱的家庭氛围，有利于患者尽快走出抑郁的阴影。

（2）社会的支持：良好的社会医疗保障可解除患者的后顾之忧，单位的领导及同事或朋友的关心，有利于减轻和消除患者的不良情绪。

同时帮助患者积极地进行康复治疗，促进患者残疾功能的恢复，有助于减少复发风险。除了药物治疗外，上述这些手段对帮助改善患者的抑郁情绪也都非常有价值。

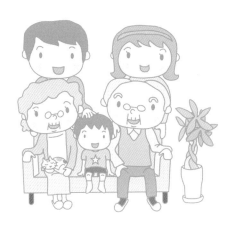

🧠 60 脑血管病患者的消极情绪问题会"传染"照料者吗

情绪本身具有一定的"传染性"，患者或照

料者的情绪会相互影响，特别是消极情绪会在患者和照料者之间"互相传染"。脑血管病患者常存在多种后遗症状，给照料者带来极大的心理、精神和身体负担。多项研究发现照料者通常承受着更大的心理压力，更有可能出现抑郁、焦虑等不良情绪反应，同时也会增加或加重照料者发生某些躯体和心理疾病的可能性。医学上有个说法，称为"照料者综合征"。照顾脑血管病患者具有极大的挑战性，不仅需要照料者具有丰富的医学常识，还需要照料者有强大的内心，与患者、医务人员站在同一战线，结为治疗同盟，这样才能更好地帮助患者康复。如果身体、心理或精神压力太大，难以坚持，照料者应该寻求精神心理专科医生的帮助，同时注意劳逸结合，量力而行，照料者也应该得到社区和全社会的支持和关爱。

61 脑血管病伴发抑郁症，如何从饮食改善患者的情绪

地中海饮食是对大脑健康非常有益的饮食方式，同样也适合抑郁症患者。营养均衡、清淡可

口的饮食有助于减少脑血管病的恶化和复发风险，对稳定情绪、保护认知功能也有重要作用。饮食方面需注意"五少""四多"。

（1）五少：①少吃油炸、油腻食品以及猪皮、鸡皮、鸭皮、鱼皮等，烹饪时宜多采用清蒸、水煮、凉拌、烧、炖、卤等方式；②少吃红肉和胆固醇含量高的食物，如动物内脏、肥肉、蟹黄、虾卵、鱼卵等；③少盐：过量的盐分会使人体内的水分滞留，引起血压上升；④少饮如咖啡、茶等含咖啡因的饮料，同时注意饮用时避免添加奶精、少加糖；⑤少吃高嘌呤的食物，以避免尿酸过高。

（2）四多：①炒菜宜多选用含不饱和脂肪酸的油类，如椰子油、橄榄油等；②多吃富含膳食纤维的食物，如未加工的新鲜豆类、蔬菜、水果及全谷类，可预防便秘、降低血脂，稳定血糖；③多吃富含 ω-3 脂肪酸的鱼类；④多吃富含叶酸的食物。

除控制饮食外，还应适当运动，控制好体重，避免吸烟、饮酒，杜绝碳酸饮料的摄入。

第四篇 认知障碍篇

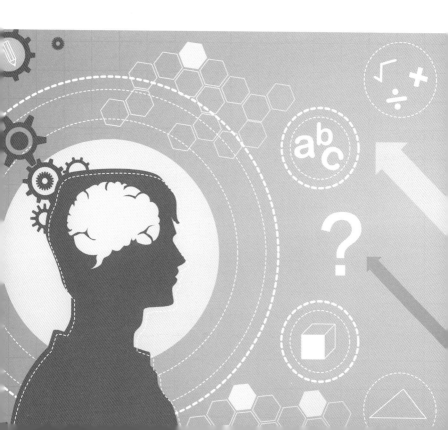

62 什么是脑血管病后认知障碍

脑血管病发病后，75% 甚至更高比例的患者会留有残疾，80% 的患者会出现不同程度的认知功能减退，其中 1/3 会退化到痴呆水平，生活难以自理，严重影响患者和家属的生活质量，这种情况称为血管性认知障碍。

认知功能是指大脑接收外界信息并加工处理后转化成内在的心理活动，从而获取知识或经验的过程。人的认知功能既包括天资禀赋的能力，也包括后天习得的能力。文化和教育背景在认知功能的进化中起到了重要作用。认知功能的内涵很广泛，包括了记忆力、注意力、定向力、计算力、思维能力、语言能力、执行功能以及社会认知等。在既往认知功能正常的背景下，因为某些原因或者疾病，认知功能减退或下降，导致上述一项或多项功能出现问题，如果影响到日常生活或者社会功能，在医学上就达到了疾病的诊断标准，如患者出现忘事、丢三落四、不会计算、迷失方向、不知道自己在哪里、不会穿衣服、不分左右手、听不懂指令、词不达意、不会使用日常工具、不能管理财务、不能胜任自己的社会角色等。所谓脑血管病后认知障碍系指脑血管病导致的上述一项或多项认知障碍，影响到患者的日常生活。照料者要细心观察，患者一旦发生认知能力显著下降，要及时就医，积极治疗。

🧠 63 脑血管病后有认知障碍就是患上了老年痴呆吗

老年痴呆是一种综合征，是指发生在老年期的严重的认知障碍，影响到患者独立生活的能力，属于认知障碍中最严重的一种情况。老年痴呆的病因有很多，其中由于脑血管病导致的痴呆称为血管性痴呆，是老年痴呆的第二大常见病因。老年痴呆的第一大常见病因是阿尔茨海默病。此外，还有少部分其他病因导致的老年痴呆。在医学诊断中，除了要符合一系列标准外，还要有个非常重要的限定条件，就是所表现出来的认知障碍的症状导致患者功能受到损害，影响到日常生活或者工作，只有这样诊断才能够成立。痴呆的诊断还要参考患病前患者的家族史、文化教育背景、职业、性格、人格、社会功能和精神行为状态。有些患者既往已有认知功能减退，但在脑血管病的打击下认知功能急剧衰退，短时间内发生痴呆；有些患者脑血管病后较病前认知功能有显著减退，但仅有某一项或多项认知功能衰退，并没有日常或社会能力的减退以及精神、人格的异常，因此有认知障碍并不等同于痴呆。脑血管病患者通过积极的治疗和康复，可以显著减少发生痴呆的风险。对于有认知功能减退的患者，患者家属要加强护理，避免其受到意外伤害，同时尽可能减少其跌倒和走失的风险。

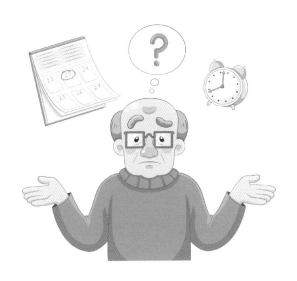

🧠 64 每个脑血管病患者在发病后都会有认知功能减退吗

　　大脑的结构异常复杂，参与认知功能的结构更是精密、复杂。比较明确的与认知功能有关的脑区包括额叶、颞叶、边缘叶等皮质结构以及内囊、基底节、丘脑等皮质下结构。如果脑血管病变累及上述脑区，会导致比较显著的认知功能减退。因此，脑血管病后的认知障碍比较常见，大约有 80% 的患者在脑血管病后会出现不同程度的认知障碍。有些患者仅有轻度的认知功能减退，有些患者的认知障碍可以达到痴呆的严重程度。认知功能的严重程度不仅与脑血管病的严重程度和损伤部位相关，还与患者的个体情况，如文化水平、营养状态、生活方式、视力、听力、全身总体健康状态、社交环境等多种因素相关。脑血管病后的认知功能减退与常见的阿尔茨海默病有很多不同特点，有些患者的认知功能减退通过治疗和康复可以逆转或保持基本的独立生活能力。因此，积极科学的治疗、早期有效的康复，病后为患者提供能够多与人交流、多用脑、多接触外部的环境，保持良好的家庭氛围，保持健康的生活方式，这些都有助于预防和改善患者脑血管病后认知功能减退。

🧠 65 脑血管病后认知障碍有哪些危害

认知功能是大脑重要的功能之一，脑血管病后由于大脑结构的损伤，80% 的患者会出现不同程度的认知障碍。认知障碍会导致记忆、语言、执行能力、视空间能力、理解能力、辨认识别能力的减退甚至丧失，影响患者日常生活能力、劳动能力以及情绪和社会交往能力。久而久之，会给患者带来很大的负面情绪，使患者自卑，失去对疾病康复的信心，行为逐渐退缩，不愿与人交往，对治疗和康复产生抵触情绪，并逐渐与社会脱轨，而社交孤独会进一步恶化认知功能。有认知功能减退的患者，对于治疗的依从性下降，患者家属要加强其服药的管理，以免患者误服或错服药物。严重认知减退的患者还有走失、自伤、意外跌倒等风险，照料者要多理解和包容，耐心沟通，积极正面引导。一旦发现患者的反应、记忆力、理解力、语言功能、计算力、日常生活能力、情绪行为等有减退的迹象，要及时就诊，尽早治疗。

🧠 66 脑血管病后的认知功能减退或痴呆会遗传吗

脑血管病的病因众多，有些因素与遗传相关，有些因素与遗传不相关。大多数中老年人的脑血管病是多种原因导致的脑血管动脉粥样硬化所致，这些因素主要与不健康的生活方式、增龄老化及各种血管病危险因素相关。因此脑血管病导致的认知功能减退或痴呆不一定具有遗传性。有遗传背景的脑血管病患者的子女，发生脑血管病的风险增高，因此发病后认知障碍的概率会高一些；有些脑血管病后痴呆的患者，同时具有阿尔茨海默病痴呆的特点，这部分患者的认知障碍可能具有一定的遗传风险。无论是否有遗传风险，健康的生活方式、科学积极的治疗、严格管理已知的各种危险因素、最大程度地减少脑血管病的复发是预防认知障碍和痴呆的核心。此外，家人和朋友的关爱和交流，有针对性的认知功能康复训练，对各种类型的认知功能减退和痴呆都有帮助。

🧠 67 脑血管病后认知障碍的患者应进行哪些医学检查

当照料者发现脑血管病患者出现记忆力、注意力、计算力、语言功能、定向力、思维反应速度下降以及情绪行为等明显变化时，应及时带患者就医并评估其认知功能。医生通过仔细询问病史、体格检查之后，通常会进行认知功能检测、心理情绪检测，以明确患者认知障碍的严重程度，了解哪些认知领域受损，是否合并精神情绪异常。血液生化检查，如各种代谢性指标、甲状腺功能、血浆白蛋白水平，以及营养指标、电解质水平等与认知功能密切相关；头部影像学检查，如 CT、MRI 对于认知障碍病因的诊断和鉴别诊断必不可少。此外，有些患者还需进行一些较特殊的检查，如腰椎穿刺、脑电图、PET 等。所有这些辅助检查的目的是尽可能明确患者认知障碍的病因，然后针对病因进行治疗。对于脑血管病后认知障碍的患者，还需进行脑血管方面的检查，明确血管病变的情况，进行针对性预防复发的治疗。

68 有哪些药物可以治疗认知障碍或者痴呆，是否可以服用中药

目前还没有能够迅速逆转认知障碍的特效药物和手段，但是认知障碍的进展速度可以通过药物联合非药物治疗手段获得减缓，稳定症状，改善患者的生活质量，减轻照料者的负担。药物治疗有多种选择，胆碱酯酶抑制剂（如多奈哌齐、卡巴拉汀、石杉碱甲）以及美金刚对血管性认知障碍患者的认知功能有一定改善作用。此外，临床研究表明尼莫地平、尼麦角林、奥拉西坦、胞磷胆碱、银杏制剂以及一些中成药在认知障碍的症状改善方面有一定疗效，可以在完善认知相关量表评估及医生的指导下酌情使用。多种药物联合使用要遵循医生的专业建议，不能盲目联合多种药物治疗。特别是联合配伍长期使用时，要定期监测药物的不良反应，及时复诊。

69 如何预防脑血管病后的认知障碍

患者既患有脑血管病，又患有认知障碍，多数合并不同的脑血管病相关危险因素，因此脑血管病后认知障碍的预防要采取多种手段，综合管

理。应严格管理脑血管病的危险因素（如高血压、糖尿病、高脂血症等），这是预防脑血管病复发的基础，同时还应积极改善生活方式，如合理膳食、适当运动、控制体重、戒烟、戒酒等，生活方式的改善与药物协同发挥作用，对预防脑血管病的复发和认知的衰退至关重要。

因此，预防脑血管病后的认知障碍，首先要预防脑血管病的复发，应遵从医嘱，规律按时服药，控制脑血管病的危险因素，如高血压、高血糖、高血脂、吸烟、饮酒等；其次要调动患者的积极性，加强康复，鼓励患者多参与各种动脑的活动，如看书、读报、智力游戏、体育运动、琴棋书画、唱歌跳舞等，将手、脑、眼、嘴动作进行协调，激发皮质的功能可塑性。此外，还可配合服用一些包括中成药在内的改善认知、提高智力的药物。

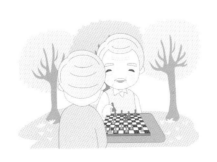

🧠 70 脑血管病后定期输液能预防认知功能减退吗

脑血管病后定期输液，既不能预防脑血管病的复发，也不能明确提高患者的认知功能。输液治疗适用于脑血管病的急性期，因在急性期脑血管病的治疗具有"争分夺秒"的特点，早一分、早一秒让脑梗死患者的血管开通或让脑出血患者的颅内血肿不再扩大，就能尽可能多地挽救濒临死亡的脑细胞。想要预防脑血管病后的认知障碍，首先要预防脑血管病的复发，此时应以口服药物为主，辅以积极的康复治疗、健康的生活方式、规律的作息、日常参加丰富多彩的社会活动，同时进行认知康复训练、服用促智药物及改善大脑供血和微循环的药物，如银杏制剂、尼麦角林、胞磷胆碱及经过科学验证的一些中成药等，这样可以有效地预防和改善认知功能减退。

🧠 71 脑血管病后认知功能减退的患者日常饮食应该注意什么

高血脂、高血压、糖尿病等疾病会加速全身

的动脉硬化，危害脑血管的健康。脑血管的病变会导致并加剧认知功能减退。因此，饮食对预防脑血管病复发和认知功能减退非常重要。高血压患者应该低盐饮食，糖尿病患者应该控制摄入的总热量并注意控糖，肥胖和高血脂患者应该低脂饮食，这些均可以延缓和改善认知功能减退。地中海饮食（丰富的蔬菜水果、五谷杂粮、豆类、橄榄油、鱼类等的摄入）和 DASH 饮食模式（丰富的蔬菜水果、低脂或脱脂奶，维持足够的钾、镁、钙离子摄入，减少油脂，特别是动物性油脂的摄入）对脑血管病和相关认知功能减退具有一定的保护作用。

🧠 72 认知功能如何进行康复训练，训练是否可以逆转已经减退的认知功能

就像刻意锻炼可以让身体变得强壮一样，大脑通过刻意训练同样可以变得强大。康复训练有助于卒中后残疾肢体的功能恢复，认知功能的减退同样可以通过科学的康复训练得到改善。一般将认知障碍分为以下几类，即智力障碍、记忆障碍、注意障碍、视空间障碍、语言障碍和情感反

应障碍以及社会认知减退等。认知康复训练主要是针对某一方面的认知功能缺陷进行训练，同时兼顾训练的目的性和趣味性。现在已经有丰富多样的线上训练系统，可以方便卒中患者进行认知康复训练。在康复训练之前，应根据患者的认知康复评定结果，对认知障碍进行分析和分类，有针对性地制订精准的康复计划。康复医师在康复训练过程中，应该根据患者认知缺陷的进展情况不断地调整训练的难度和内容，逐渐巩固训练成果，以延缓认知功能减退、改善认知功能，帮助患者更好地适应病后的生活和社交，提高其生活质量。

73 如何减少脑血管病后认知功能减退患者的走失风险

在脑血管病患者中认知功能减退很常见，由于患者的记忆力、定向力发生障碍，很容易迷失方向，所以外出时有走失的风险。为了减少走失风险，患者外出时最好有家属陪同，或者让患者随身佩戴紧急情况联系卡、手机或 GPS 定位器等。在紧急情况联系卡上，应该详细记录患者家属的联系方式、患者的主要疾病信息以及常用药物（如是否使用胰岛素）等，以便在患者走失时其他人能及时与家属取得联系并帮助患者。另外，如果患者不慎走失，家属一定要第一时间报警，并充分利用网络资源，减少患者走失的意外风险。

第五篇　睡眠障碍篇

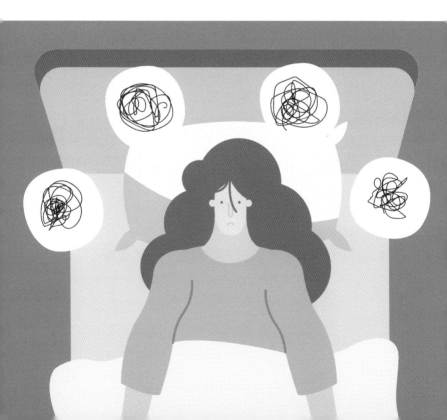

🧠 74 脑血管病后会出现哪些睡眠问题

　　脑血管病后的常见睡眠问题包括一系列睡眠困扰，其中失眠是最常见也是大家最熟悉的睡眠问题。失眠的诊断相对容易，表现为睡眠时间不足和睡眠质量不佳，包括入睡困难（入睡时间大于 30 分钟）、夜间觉醒次数大于 2 次且难以再次入睡、多噩梦、早醒，次日感到头晕、嗜睡、乏力、学习能力下降、烦躁、动力不足等，这种情况持续 3 个月以上，医学上定义为慢性失眠。除此之外，还有很多睡眠问题可以发生于脑血管病患者，如脑血管病患者常见阻塞性睡眠呼吸暂停，俗称"打呼噜"，表现为夜间鼾声大作、频繁觉醒、日间疲乏困倦；有些患者虽然没有鼾症，但是日间睡眠增多，显著超过与年龄相符的睡眠时间；有些患者在脑血管病后表现为难以形容的双下肢不适感，有活动双腿的强烈愿望，常在夜间休息时加重，这种情况可能是患上了不宁腿综合征；有些患者表现为周期性下肢的重复不自主运动，通常在睡眠期间发生，每 20 ~ 40 秒 1 次，动作可以类似于肌肉抽搐、不自主运动或脚向上弯曲，这是一种周期性肢体运动障碍，常与不宁腿综合征同时存在。还有一种危害较大的睡眠疾病——快速眼动睡眠行为障碍（RBD），表现为在快速眼动睡眠（REM）期出现的各种不自主运动或行为异常，多为猛烈、粗暴动作，如拳打脚踢、翻滚喊叫、打人、性攻击等，半数患者还会出现颜面、口周及肢体的不自主运动，并伴有生动、惊人的梦境，常会自伤或伤及同睡者。无论哪一种睡眠障碍，都不利于脑血管病的恢复，如果情况长期存在，应该尽快就医。

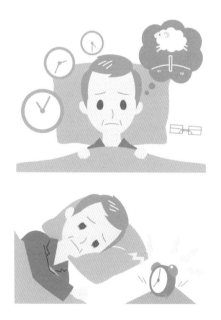

另外，脑血管病患者需要长期服用多种药物，有些药物具有兴奋性或者干扰睡眠，要注意药物说明书的提示。无法调整服药时间的药物，需要专业医生进行诊断评估，切不可试图使用镇静催眠药物来改善夜间睡眠，以免造成危险。

脑血管病后睡眠节律紊乱也很常见，特别是在疾病初期。昼夜节律的调控由下丘脑控制，它调控着核心体温、睡眠清醒倾向以及某些激素的分泌（褪黑素及皮质醇）。同时，它也接受来自外界的授时因子（光照、运动、进食、社会活动等）的刺激，维持自身的昼夜节律与自然界明暗周期同步。脑血管病发生后，控制生物节律的解剖部位受累，患者可表现为黑白颠倒，白天睡得多，晚上不睡觉或者睡不好，白天很难保持清醒、疲乏困倦、注意力下降、记忆力减退，严重影响情绪和生活质量。如果合并上述睡眠困扰且自己难以调节，要及时寻求专业医生的帮助。

75 脑血管病后很早醒来睡不着怎么办

和失眠一样，早醒也是脑血管病后常见的睡眠困扰。导致患者早醒的原因很多。首先，需要了解患者的睡眠卫生习惯，患者是不是白天睡得太多，或者晚上睡得太早，睡眠卫生习惯不正确，这些情况需要在医生的指导下改变睡眠作息时间并严格遵守，经过一段时间的适应，通常可以改善症状。

其次，需要了解患者是否合并其他睡眠障碍，有些患者为疾病导致的昼夜节律失调性睡眠 - 觉醒障碍，有些是合并不宁腿综合征、周期性肢体运动障碍、睡眠呼吸暂停等疾病导致的睡眠障碍。

再次，需要明确患者的躯体疾病情况，尤其是脑血管病损伤的脑组织部位，如果损伤到的部位与睡眠中枢相关，需要积极治疗脑血管病。

最后，需要了解患者的用药情况，有些患者服用了对睡眠有影响的药物，如中枢兴奋药物、心血管药物（β 受体拮抗药、α 受体激动药和拮抗药、利尿剂、降脂药）、平喘药、镇痛药、激素及免疫调节剂等，这些药物会对睡眠造成干扰。

此外，还需要了解患者的精神心理状况，焦虑抑郁情绪可以出现在脑血管病后的任何时期，不良的情绪常常表现出睡眠困扰，早醒常常是抑郁情绪的突出症状。

因此，对于早醒的脑血管病患者来说，需要专业的医生进行详细的评估方可明确早醒背后的原因。如果早醒的困扰难以自行解决，一定要尽早就医，以免对身心造成严重危害。

76 如何改善脑血管病后睡眠节律紊乱

（1）合理利用光线：光线会影响生物钟，能够调控大脑松果体合成褪黑素。褪黑素一般在下午6点开始大量分泌，到晚上累积到一定量后人会产生困意，褪黑素可以促进睡眠。白天强烈的光线抑制褪黑素的分泌，使其产生减少，人由睡眠状态逐渐清醒，以利于日间的工作和生活。所以要想有好的睡眠，要特别注意卧室的光线。

睡前避免使用电子产品，如电脑、手机等，这些电子产品产生的蓝光会减少人体褪黑素的分泌，增加神经兴奋性，并将固有的生物钟推迟，睡前提前关闭电子产品不仅能使人尽早进入睡眠状态，而且能避免蓝光干扰睡眠节律。

身体内在的生物钟只有在合适的时间接受大量的光线，才能使我们在白天更清醒，夜晚睡得更安稳。对于那些睡眠时相延迟的人群（如习惯晚睡晚起的人），如果能在每天早晨接受阳光照射2小时，能使生物钟提前1小时，故此类人群的卧室应尽量选择透光窗帘或将窗帘打开，这样才能在清晨接受足够的阳光照射。对于那些睡眠时相前移的人群（如习惯早睡早起的人），则应避免在早晨接受阳光照射，而应选择在下午和晚上处于明亮的光线下，并且睡觉时拉上厚重避光的窗帘避免外界光线干扰，适当推迟睡眠和起床的时间，更好地适应工作和生活的节奏。

（2）制订合理规律的作息时间：一般成年人需要的正常的睡眠时间在7～9小时，而我们的一个完整的睡眠周期在90～120分钟，我们一晚上要经历4～5个这样的睡眠周期。以平均睡眠时间8小时为例，假设我们每晚11点入睡，第二天清晨7点起床，起床后第一件事就是拉开窗帘，接受阳光照射，光线这一授时因子会帮助人快速清醒并设定体内的生物钟。无论是工作日还是休息日，都应如此，规律作息时间才能形成规律合理而稳定的昼夜睡眠节律。这样，我们才能在该上床睡觉的时间产生困意，到了该起床的时间能自然清醒过来。

（3）适当运动，改善深睡眠：在日间进行有规律的运动能够直接改善深睡眠，提高睡眠质量。最佳的运动时间为早上、下午或傍晚，早上起床后在室外进行适当的运动能帮助我们调整生物钟，且早晨的阳光照射能帮助我们在白天保持充沛的精力，每周 3 ~ 5 次，每次 30 ~ 45 分钟的运动会对睡眠产生很好的影响。脑血管病患者可以根据身体的条件和能力选择适合自己的运动方式。

77 为什么说打鼾是一种疾病

人类正常的行为都经由大脑控制，睡眠亦不例外，脑血管病导致大脑结构和功能损害，会导致多种睡眠问题，如睡眠增多、睡眠减少、阻塞性睡眠呼吸暂停综合征等。50% ~ 70% 的脑血管病患者会出现阻塞性睡眠呼吸暂停（OSA），常见的表现就是打鼾，也就是我们常说的"打呼噜"，并且在夜间反复出现上气道狭窄和阻塞，引起呼吸暂停和低通气，导致缺氧和高碳酸血症，对全身代谢和各种生理功能有着长期慢性损害。OSA 患者夜间睡眠时通常鼾声大且不规律，可频繁出现呼吸暂停现象，患者可能被憋醒或者引起大脑微觉醒而使得睡眠结构紊乱、深睡眠减少，所以打鼾并不是睡得香、睡得实的表现，相反是一种睡眠相关的呼吸异常。因为各种复杂的因素导致睡眠中气道狭窄、呼吸不畅，夜间睡眠紊乱白天就会出现嗜睡，夜间反复低氧就会引起晨起头痛，严重患者可出现情绪问题、注意力和记忆力减退等认知损害。不仅如此，阻塞性睡眠呼吸暂停是名副其实的全身疾病，大量的研究表明，它是高血压、冠心病、心力衰竭、心律失常、糖尿病、脑血管病、胃食管反流、焦虑抑郁、痴呆的危险因素，严重的气道狭窄会导致呼吸暂停，继而出现血压波动、心律失常等反应，会诱发心脑血管病甚至猝死。同时 OSA 引起日间嗜睡也使之成为道路交通事故、职业风险的重要原因之一，因而也是一个严重的社会问题。随着超重和肥胖人群的不断增多，OSA 患病率在全球范围内逐年上升，已成为重要的公共卫生问题，需要引起重视。

78 打鼾与脑血管病有什么关系

阻塞性睡眠呼吸暂停（OSA）的患者夜间反

复出现低通气和呼吸暂停，引起低氧和高碳酸血症。长期慢性缺氧可使红细胞增多，血液黏滞度增加，流速减慢，也可使血管内皮受损，进一步促进血小板激活、聚集，纤维蛋白沉积，导致血栓形成。此外，OSA 引起的低氧和高碳酸血症刺激呼吸中枢而引起呼吸努力，进一步导致夜间觉醒增多、睡眠片断化、睡眠剥夺，使得交感神经兴奋性增加，导致高血压、心血管疾病、糖尿病等脑血管病危险因素的发生。由于夜间睡眠质量不佳，日间困倦乏力，OSA 患者常常合并更多不健康的生活方式，如缺乏运动、吸烟饮酒等，进一步增加脑血管病的风险。

大量研究证实，OSA 增加脑血管病的风险，同样脑血管病后患者更容易出现 OSA。脑血管病可能引起支配上气道的神经活性减弱，引起舌根松弛、后坠，咽喉、软腭肌肉功能失调、松弛，进而引起上气道狭窄。研究表明，脑血管病后 OSA 的患病率明显高于普通人群。除此之外，未经治疗干预的 OSA 是脑血管病复发、预后不良的危险因素。因此，如果脑血管病后出现打鼾现象，需要及时就医，进行睡眠监测，以明确缺氧和低通气的严重程度以及是否需要治疗等。如果延误治疗，会显著增加脑血管病复发和死亡的风险。

🧠 79 针对阻塞性睡眠呼吸暂停的干预手段有哪些

睡眠专业的医生会对患者阻塞性睡眠呼吸暂停（OSA）的程度和病因进行评估，多导睡眠监测（PSG）是诊断 OSA 的"金标准"，监测时需要在医院的睡眠中心睡 1~2 晚，通过连接体表的各种电极，监测睡眠过程中的各种生理信号，包括睡眠分期、呼吸事件、血氧等参数，为诊断疾病提供客观依据。针对 OSA 的治疗手段有多种，首先要控制危险因素，包括控制饮食、管理体重、加强锻炼；戒酒、戒烟、慎用镇静催眠药物及其他可引起或加重 OSA 的药物；尽量侧卧位睡眠，避免仰卧位和俯卧位睡眠。无创气道正压通气治疗（CPAP）是成人 OSA 的首选和初始治疗手段，也就是我们常说的"呼吸机治疗"，医生会根据患者情况权衡利弊，选择适合的呼吸机通气支持模式，并且随着病情变化随时调整参数。除此之外，还有些患者需要口腔矫治器、外科手术等治疗。总之，OSA 是一种对身心损害严重的疾病，特别是脑血管病患者，更容易发生 OSA，患者家属和照料者要仔细观察脑血管病患者的睡眠情况，当有可疑症状时要及时就医。

🧠 80 使用市面常见的睡眠监测电子产品能否准确评估脑血管病患者的睡眠问题

脑血管病后的睡眠问题非常复杂，各种异常的睡眠情况都有可能发生。在数码产品和互联网被普遍接受的今天，有很多小型数字化的可穿戴设备，使用方便，可以起到监测和评估睡眠质量的作用。一些非医疗级别的小型家庭化的可穿戴设备，如各种手环，可以监测睡眠时间、清醒时间、呼吸频率、夜间的心率和血压、血氧饱和度等，具有一定的参考价值，结果可以作为判断睡眠情况的参考，但是目前多数设备还不能作为医疗级别疾病诊断的客观标准。因为这一类产品多缺乏脑电监测，无法进行准确的睡眠分期，而睡眠障碍性疾病的诊断多数需要结合脑电图进行睡眠结构和睡眠周期的分析，同时需要结合夜间睡眠的音频、视频资料进行综合判定。因此，市面上常见的用于日常保健性监测的可穿戴设备可以作为睡眠监测的辅助工具，但是睡眠障碍性疾病的诊断和治疗仍应该以医院正规的医疗监测设备和临床医生的评估为依据。

除了使用医疗监测设备评估患者的睡眠相关疾病之外，一些睡眠疾病相关自评量表也在临床中广泛使用。这些量表虽然不能代替医生的思维和诊断，但是对医生的诊断和治疗具有非常重要的参考价值。

🧠 81 脑血管病后是睡眠问题引起情绪不佳，还是情绪不佳导致睡眠问题

睡眠问题与情绪问题存在着密切的联系，二者互为因果，不可截然分开。焦虑抑郁情绪多会伴发睡眠问题，如失眠、早醒、睡眠浅、频繁觉醒、多梦等，有时在情绪障碍不甚明显的时候，睡眠问题甚至会成为焦虑抑郁患者就诊的主要原因。焦虑抑郁患者的睡眠问题多以入睡困难和早醒为主，其中以早醒最具特征性，如有些患者表

现为坐在沙发上困倦打盹，但只要躺在床上便会困意全无、胡思乱想，思索一些陈年旧事或生活琐事而不能自拔，以致迟迟不能入睡，甚至需要服用镇静催眠药物；有些患者虽然能够很快入睡，但会频繁觉醒，醒后辗转反侧不能再次入睡。与此相反，如果患者的原发疾病是睡眠障碍，长期的睡眠障碍可能会诱发焦虑抑郁情绪，如有的患者睡前会担心自己再次发生入睡困难，以致越害怕越睡不着；有的患者因睡眠问题导致长期日间困倦、乏力、没精打采、影响工作生活，以致逐渐出现情绪低落、烦闷、兴趣减退等症状，这些情况都预示着患者可能存在继发的焦虑抑郁情绪。睡眠问题和情绪问题二者可以互相加重，形成恶性循环，对脑血管病的康复极为不利，甚至会增加脑血管病的复发风险，同时也会增加痴呆的风险。因此，无论是睡眠问题，还是情绪问题，都应该引起患者和家属的高度重视，一旦出现，就应该寻求正规的医疗帮助。

82 脑血管病后睡眠时间越长越好吗

睡眠是由多个睡眠周期组成的，每个睡眠周

期由非快速眼动睡眠期（NREM 期）和快速眼动睡眠期（REM 期）组成，不同睡眠周期拥有各自不同的生理功能。研究表明，正常的睡眠周期可以通过神经睡眠网络的修复、神经突触的可塑性对生长发育、脑组织进行修复，恢复精力及体力，同时具有巩固和维持记忆、稳定内分泌系统以及促进免疫功能等重要作用。因此保持正常的睡眠结构和周期是获得良好的睡眠质量的基础，而睡眠时间和睡眠质量并没有必然的因果联系。多数成年人公认的 7～9 小时的睡眠时间就可以满足生理需求。当老年人在罹患脑血管病后，由于肢体残疾而使活动减少、情绪低落、体能下降，加上大脑的疾病损害，每天睡眠时间长达十多个小时，醒来后依然精神萎靡，过多的睡眠对身心健康不利，会带来更高的心脑血管病风险和认知障碍甚至痴呆的风险。这样的患者需要进行专业的睡眠质量量表测评和多导睡眠监测来进行评估和诊断，必要时需要药物和行为治疗加以纠正。

🧠 83 脑血管病后长期睡眠质量不佳会导致痴呆吗

良好的睡眠对维持机体生理功能，特别是大脑的认知功能具有重要的意义。脑血管病因为疾病、心理和药物多方面的影响，常见病后出现睡眠质量下降的情况。夜间失眠、日间困倦、精力减退，长期睡眠质量的下降会影响大脑的结构和功能，影响脑内神经化学递质的代谢，造成脑组织结构上的改变，使皮质及皮质下结构发生萎缩，进而使认知功能减退，增加痴呆的风险。常见的表现有记忆力减退、注意力不集中、思考能力下降、反应变慢、语言流畅性减退、计算能力不如病前。夜间睡眠质量差，自我调节方式就是日间困倦，白天过多的卧床休息，缺乏户外活动，这些调节代偿行为会进一步破坏夜间的睡眠质量，形成恶性循环，对脑血管病的恢复极为不利。脑血管病后身体、心理都会发生很多变化，需要在医生科学的指导下调节日间的日照、运动和心理状态，必要时可以借助镇静催眠药物促进睡眠。对于脑血管病患者来说，非安定类（非苯二氮䓬类）药物更为安全，应该作为首选药物，同时有一定镇静催眠作用的中成药也可以用来改善失眠。睡眠改善，对保护大脑认知功能具有非常重要的价值。

🧠 84 脑血管病后晚上失眠是否可以服用镇静催眠药助眠

现代医学已经有充分的证据证明，通过科学手段的干预，大部分失眠是可以改善的，当然这个改善过程是需要时间和耐心的。常用的镇静催眠药包括苯二氮䓬类和非苯二氮䓬类，也可以简单地理解为安定类和非安定类。安定类药物是常用的、价格便宜的助眠类镇静剂，少量短期服用可以缩短入睡潜伏期、延长睡眠时间，但是长期大量服用对脑血管病患者不利。这类药物长期服用容易损害记忆力，多数安定类药物代谢慢，容易导致头晕、肌肉松弛无力，特别对于老年人会增加跌倒的风险，对于有慢性呼吸系统疾病、鼾症的患者也容易加重缺氧进而带来夜间的风险。有些安定类药物半衰期很长，甚至长达 40 个小时，会造成日间困倦乏力、精力不足，增加日间职业风险（如司机等）。

相比安定类药物，非安定类药物在不良反应和安全性方面会更有优势。非安定类药物多数为新型催眠药，在作用机制上和安定类药物有相似之处，也有一些独特之处，这些独特之处可以减少安定类药物的不良反应。常用的药物包括唑吡坦、扎莱普隆、佐匹克隆、右佐匹克隆等。有些情况下，安定类和非安定类药物会联合使用。此外，在医生的辨证下也可以选用一些具有镇静催眠作用的中成药。选择哪种药物需要找专业医生进行评估和决策，患者不可以自行服用，以免造成不必要的危险。

镇静催眠药总体的治疗原则是按需服用，也就是说并不一定每晚都要吃。要根据当晚的情况和次日的工作、生活需求酌情服用。以最小的剂量满足睡眠的需求即可。如果一定需要，一种镇静催眠药不宜长期服用超过 4 周，尽量以单药治疗，不同的镇静催眠药可以交替服用，尽可能保持药物的敏感性。有些比较难治的情况可以用两种或两种以上的药物，一定要在专科医生的指导下才能采用联合用药方案。

服药期间一定要避免饮酒。长期服用药物的

患者，特别是服用的药物剂量较大的患者，要避免突然停药，以免发生戒断反应。少数人在服用镇静催眠药时会在睡眠中出现异常行为，如梦游甚至出现危险的行为而完全不自知，一旦发现此类问题，要立即停药并尽快就医。

85 脑血管病后的睡眠问题可以采用哪些非药物改善方法

脑血管病后出现睡眠问题的原因是多方面的，既有脑血管病本身的影响，也有心理压力、环境改变等，还有某些药物对睡眠的干扰，这些因素交织在一起对睡眠产生了不利影响。因此脑血管病后出现睡眠问题要在专业医生的指导下排查可能的原因，进行针对性的处理。镇静催眠药虽然起效快，但确实不是最好的治疗手段，某些药物对疾病本身会产生影响，还会和其他药物存在一些潜在的风险，因此非常有必要了解一些非药物的改善睡眠的手段。

很多患者的睡眠问题表现为入睡困难，或者早醒，夜间睡眠连续性差。不同的睡眠问题解决方案不同，这需要专业医生的系统评估。有些患者在脑血管病后新发或者加重了以往的睡眠呼吸暂停（睡眠中打呼噜），这些患者需要进行多导睡眠图监测，应该对睡眠呼吸暂停的患者进行综合治疗，严重的患者需佩戴呼吸机治疗以改善全身特别是大脑的缺氧情况；有些患者在脑血管病后合并如不宁腿综合征、周期性腿动、睡眠异常行为等，这些疾病的诊断需要进行多导睡眠图监测，之后给予相应的治疗；有些患者病后心理压力大，工作和生活的巨变引发强烈的情绪反应，超过1/3的脑血管病患者合并抑郁情绪，给睡眠带来不利影响，针对这类患者需要给予相应的抗抑郁治疗以改善睡眠质量，心理治疗联合药物治疗是常用的治疗手段。

非药物治疗的方法有很多种，其中包括心理治疗、物理治疗，这些都是有确切疗效的。在慢性失眠相关的权威医学指南中，心理治疗是慢性失眠的首选治疗方案，国际上推荐的认知行为疗法是通过心理治疗帮助患者养成积极的思维方式、健康的睡眠习惯。通过一系列的行为训练，重建良好睡眠的条件反射，安全有效地改善睡眠。此外，经颅磁刺激、音乐疗法、直流电刺激、运动疗法、光照疗法以及生物反馈等，都可以通过非药物治疗手段提高脑血管病后患者的睡眠质量。

86 认知行为疗法是什么，需要怎么做

作为慢性失眠的非药物治疗手段，认知行为疗法（CBTI）是近年来备受关注的心理学治疗手段。有大量研究证实这个不用吃药的治疗手段可以达到药物甚至优于药物的治疗效果，而且没有药物常见的不良反应，既安全又有效。

认知行为疗法治疗的核心原理是通过调整患者对睡眠不利的信念和思维方式，以及利用条件反射的原理通过行为的训练将床与良好的睡眠配对，经过一段时间的重复性训练与强化，形成一种自动化的条件反射，达到改善失眠、获得睡眠良好体验的目的，这个训练的过程通常需要6～8周，有些人可能需要更长时间。

认知行为疗法主要通过谈话进行，但不能简单地理解为聊天，这是一项通过生物学及心理学的原理发挥作用的治疗疾病的技术手段。经典的认知行为疗法的内容包括5个模块，即刺激控

制、睡眠限制、认知重塑、放松训练和睡眠卫生。这5个模块不分先后，可以同时进行，也可以序贯进行。下面介绍最难的两个部分。

（1）刺激控制疗法：刺激控制疗法即限制清醒躺在床上的时间和待在卧室或床上的行为，这些限制是为了加强床、卧室、就寝时间与快速而稳定的睡眠之间的联系。典型的指令包括：①当感觉到困倦时才躺上床；②除了睡眠和性活动外，不要在卧室进行其他活动；③醒来的时间超过15分钟且没有困意时离开卧室；④再次有困意时才能回到卧室。其中第3条和第4条可根据需要重复进行。

最后，不论睡眠时间如何，在一周每天都要保持一个固定的起床时间，当感到睡醒或者体验到睡不着的烦恼和困扰时要立刻离开卧室。

（2）睡眠限制疗法：患者每天记录睡眠日记，并计算平均总睡眠时间，然后患者需要制订一个固定的起床时间，结合平均总睡眠时间就能得出就寝时间。如通过睡眠日记计算得出平均每晚睡5小时，制订清晨六点半起床，那就寝时间就是在凌晨一点半。治疗标准中建议限制时间应不能少于 4.5 小时。

　　该疗法的原理其实就是睡眠剥夺，一旦起床时间确定下来，患者晚上的就寝时间会被推迟，这样能使在床上的总时间和平均总睡眠时间保持相同。治疗的初期阶段这一干预会导致轻到中度睡眠不足，患者会感到不适。这种睡眠剥夺（部分剥夺睡眠）的控制方式通常会缩短睡眠潜伏期并提高睡眠的连续性。因此，虽然患者在初期阶段睡眠时间减少，但是他们的睡眠却更为稳定（即患者入睡更快，并且更长时间停留在睡眠期）。随着睡眠效率的提高，患者可以逐步增加在床时间，通过不断的训练，获得满意的睡眠质量。

87　生活中哪些行为会导致失眠，如何养成正确的睡眠卫生习惯

　　失眠的发病率非常高，大约有 1/3 的成人经历过失眠的困扰，这些患者中以老年人、高压力人群和慢性病患者常见。失眠为何发病率如此之高，除了一些遗传、精神心理、躯体疾病、药物不良反应、长期倒班工作、时差等因素外，生活

中的一些习以为常的行为也是诱发失眠的因素之一，如日间经常小睡或午睡时间过长、入睡和起床时间不定，躺在床上看电视、手机，饮酒、卧室温度和光照不协调、反复思考计划，或者回忆往事、担心忧虑等都会潜移默化地对我们的睡眠模式产生影响。因此，养成正确的睡眠卫生习惯就显得尤为重要。要养成正确的睡眠卫生习惯，要做到以下几点。

（1）睡前减少酒精、咖啡、茶、可乐等的摄入。

（2）确保卧室夜间的温度适宜而且不受光线和声音的干扰，睡前关灯，尽量选用深色、遮光性强的窗帘。

（3）规律进餐，不要空腹上床，饥饿可能会影响睡眠，睡前进食少量零食（尤其是碳水化合物类）能帮助入睡，但要避免食用过于油腻或难消化的食物。

（4）平时应规律锻炼，睡前3小时不要运动。

（5）在床上不看手机、电视、书籍等，床只能用来睡觉。

（6）夜间不要频繁看表。

（7）不要试图努力入睡，这样只能将问题变得更糟。相反，睡不着的时候可以离开卧室，并做一些放松的事情，如读书、写字、冥想、呼吸训练等。不要做兴奋性活动，当感到困倦时再上床。

（8）固定起床和上床时间，每天如此，不要担心自己睡眠时间不足，只需要做到第二天恢复精力即可。

（9）早晨起床后马上拉开窗帘接受阳光照射。

（10）不要在白天小憩，周末和节假日不要睡懒觉。

在门诊中，很多失眠患者会借助酒精帮助入睡，少量饮酒确实会缩短入睡时间，看起来有一定的助眠效果，但这种效果是短暂的并以增加睡眠中断、早醒和多梦为代价。到了下半夜，酒精作用消失后，会引起早醒和多梦，导致总的睡眠质量下降。这种方式存在着耐受效应，也就是说随着饮酒时间的延长，同样剂量酒精的助眠效果会逐渐减弱，以致入睡时间再度延长，如果增加饮酒量的话，以后很可能导致酒精依赖，会产生更多的身体损害，特别是会影响大脑的结构和功能，可谓得不偿失。饮酒还会侵袭正常的昼夜节律，有的患者甚至在戒酒多年后依然持续存在睡眠障碍。另外，饮酒后睡觉容易发生鼾症甚至危及生命，醉酒后呕吐甚至会导致窒息。因此饮酒助眠不是好的解决方案，甚至非常有害。

第六篇　心理治疗篇

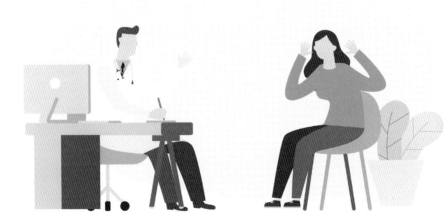

🧠 88 临床常用的精神心理量表有哪些

量表是评价患者情绪、精神状态、行为、认知、睡眠的量化工具，可辅助医师进行诊断。按照评价方法，临床常用的精神心理量表可分为自评量表及他评量表两种。自评量表是患者根据题目和内容自行作答，由患者自己完成，注重评估患者的主观感受，但是并不是所有的患者都适合选择自评量表。自评量表更适合有一定文化程度、自我认知无明显偏差、能遵照自己内心去回答量表题目的患者，因为患者首先要能理解量表中各个题目的准确含义，才可能作出真实的选择。他评量表由专业量表测评师或精神科医师根据访谈时患者的行为进行评价，更加客观。在不同的疾病领域有不同的量表及组套。按照评价内容分类，临床常用的量表包括情绪评价量表、精神症状评价量表、行为及社会功能评价量表、认知功能评价量表及睡眠评价量表。具体选择哪种量表，需结合医生的临床评估决定。

89 精神心理量表有什么价值，可以代替医生的诊断吗

精神心理量表已被广泛运用于神经精神科的临床诊治过程中，就好像诊断肺炎的过程中用体温计测量体温，如果发热则对医生的进一步诊断具有参考价值。精神心理量表可以帮助医生辅助评价患者的情绪、睡眠、认知问题的严重程度。临床上普遍适用的量表是经过各种科学验证的工具，具有很强的科学性。但是量表的评分不能代表医生的思维和判断，患者在网上找到的各种心理测试量表的得分不能作为诊断的依据，更不能根据量表测量结果自行服药治疗，以免带来不必要的风险。医生主要根据患者的临床表现、查体的信息以及精神心理量表的测评结果综合作出诊断。

90 患者进行精神心理量表测评需要注意什么

进行精神心理量表测评时，患者首先要放下担心、紧张的不良情绪，检查前仔细聆听测评师所说的指导语，测评过程中尽量保持安静，避免受到打扰。在测评过程中，患者应如实回答问

题，如果有不明白的地方要及时询问。有的测评有时间限制，要在规定时间内完成才有可信度。对于有听力、视力问题的患者，要佩戴好助听器和眼镜，以免因为听力、视力限制而影响测评结果。陪同的家属不要替患者作答，确保每个问题的回答都是患者本人的真实情况或想法。

91 心理咨询和心理治疗是一回事吗

心理咨询与心理治疗所采用的理论方法常常一致；工作的对象基本相同，工作的目的也高度一致，都是希望帮助来访者解决心理困扰，获得成长和改变，更好地适应工作与生活。心理咨询与心理治疗都需要心理工作者与来访者建立良好稳定的治疗关系。二者的主要区别如下：心理咨询的对象主要是正常人、已经恢复或正在恢复的患者，重点处理的是正常人遇到的心理困扰，咨询用时较短，一般咨询次数为 1 次至数次，心理咨询工作的目标更为具体。心理治疗主要是针对有心理障碍的人，如神经症、人格障碍、抑郁症、焦虑症以及各种心身疾病患者。心理治疗费时较长，治疗次数从几次到几十次不等，有些患者需要长期治疗。心理治疗的目标是使人产生改变和进步，获得主动调节心理问题的能力。

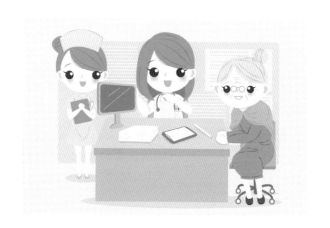

92 心理咨询就是和医生聊天吗

心理咨询与和好朋友聊天完全不同，心理咨询中的人际关系是一种治疗联盟，它具有时间性（通常一次会谈时间为 40 分钟至 1 个小时）、隐蔽性和保密性，这样的咨询气氛使来访者有安全感，有利于良好治疗关系的建立。在咨询过程中治疗者要保持客观、中立，只有这样，治疗者才能对来访者的情况有正确的了解、客观的分析，并尽可能地提出适宜的处理办法，使来访者从这种治疗关系中获益。这与和好朋友聊天不同，好朋友往往会把自己个人的情感带入关系中，从个人角度出发分析事物，进行推断并提供建议。朋友的支持有助于排解压力、改善心理困扰，但这种支持不同于规范的医学干预手段，自然效果也不同。

🧠 93 心理治疗需要多久才能解决问题，是不是就不用吃药了

心理治疗的疗程与治疗目标有关，一般分为心理诊断阶段、帮助和改变阶段以及结束阶段，根据具体情况，时间可长可短，帮助和改变阶段一般耗时较长。心理治疗的疗程也与治疗采用的理论方法有关，心理动力学治疗一般疗程较长。轻度的心理障碍可以把心理治疗作为主要治疗手段，中度和重度的心理障碍可同时采用药物治疗和心理治疗。不适合药物治疗的患者也可以采用心理治疗。对于服用药物的患者，心理治疗过程中不可以随意停药，需要遵医嘱按时、定量、足疗程服药。

94 心理治疗是否会上瘾，停不下来怎么办

心理治疗的根本目标是促进有心理困扰的来访者的成长和自强自立，帮助来访者能够自己面对和处理个人生活中的各种问题。就好像妈妈养育孩子的目标并不是把孩子留在自己身边一辈子，而是希望他长大以后能够拥有自己的事业和家庭，更好地融入社会。心理治疗在中国发展的历史较短，公众对心理治疗的认识和了解比较少，这会导致公众感觉心理治疗很神秘，也会产生一些认识的误区。心理治疗通常需要一定的周期和时长，这种治疗的持续性和规律性会让很多人担心自己是否会依赖上这种治疗而无法停止。在实际治疗过程中，一定程度上的"依赖"是有助于治疗关系的建立和自我成长的，但随着治疗的进展，来访者会更多地感觉到自己能力的提高、人际关系的改善和对于生活的胜任感、掌控感，这种能力的提升需要一个过程。当治疗双方评估认为治疗目标已经达到，治疗师和来访者的关系会进入总结和告别阶段，逐渐地结束治疗关系。就好像生病了需要吃药一样，疾病完全控制后，药量会逐渐减少直到停药。另

外，即使治疗目标尚未实现，来访者依然有权利随时退出治疗，治疗师也会为他保留今后有需要时回来继续接受治疗的机会，随时为来访者提供帮助。

🧠 95 心理治疗是否有副作用，如何避免

任何医学干预手段都不是万能的，都会带来一些不可避免的副作用。心理治疗副作用的来源可分为两种。首先是理论的不完善造成的副作用。心理学发展到今天，还没有哪一种理论可以完美全面地解释人类的心理现象，每种理论从不同的角度出发，在不同层次上探索，在此基础上建立的治疗理论也就各有侧重，各有所长，每一种治疗理论都不能达到完美的效果。对于由不同治疗方法自身缺陷所带来的副作用，可以通过掌握不同流派的理论和技术，在实际工作中全面综合地使用来取长补短。其次是治疗师自身局限性造成的副作用。尽管治疗师经过系统的培训和学习才有资质从事心理治疗，但是其自身的特质也有可能带来治疗相关的副作用，治疗师之间的差异主要体现在价值观、个人经历、专业背景、人

格特征、治疗关系、治疗经验等方面。对于由治疗师自身的局限性所带来的副作用，使其接受规范、系统化的培训是最重要的预防手段。帮助来访者理解心理治疗的局限和可能产生的副作用，也是帮助其成长、适应社会的重要内容。能够接受心理治疗的不完美，如同接受人生的不完美一样，这种思维方式是积极的人生观、价值观的体现，有助于我们更加理性地看待生活中的挫折和困难。

96 脑血管病后什么样的患者需要进行心理治疗

脑血管病后常见抑郁焦虑情绪，药物治疗结合心理治疗对情绪的改善及疾病的康复会有帮助。但是并非所有的患者都适合进行心理治疗。普遍认为适合接受心理治疗的对象应具有以下几个特点。

（1）认知功能基本正常：具备基本的沟通表达能力、理解领悟力、记忆力与智力水平。

（2）无严重的精神障碍，与治疗师可以有效地沟通。如果患者的情绪状况已经严重影响到他正常的心智水平和沟通能力，建议先接受药物治疗稳定情绪后再接受心理治疗。

（3）存在一定的情绪、认知、睡眠、人际关系等方面的心理困扰。

（4）有真正的、合理的求助动机：自觉有心理烦恼或痛苦并愿意主动求助者效果好，经反复咨询仍无治疗动机者或者动机不正确者不适合做心理治疗；迫于他人的压力来寻求治疗，患者容易产生抵触情绪，不愿意投入治疗关系中，也会影响治疗效果。

（5）通常那些愿意客观地认识、理解自己，善于内省、对他人的建议持开放心态的患者，心理治疗的效果会更好。

97 在心理治疗时有不能说出口的小秘密，应该怎么办

有时候一些困扰我们的感觉、想法和经验是无法和家人、朋友讨论的，那些不能说出口的小秘密正是心理治疗中很重要的内容。在心理治疗中，专业的心理医生不会评价你，而是会仔细地聆听你想说的心里话。通过心理治疗，很多人在

心理医生的帮助下倾诉心中一直无处表达的痛苦的情绪和想法，这个过程本身就可以释放压力，宣泄积压许久的情绪，同时还可以得到心理医生的专业帮助。经过一个或几个周期的心理治疗，来访者常常在这样一个可以容纳生活中压力的环境下逐步改善情绪，走出心中的阴霾，回归正常的工作与生活。

98 心理医生是否会泄露我的隐私

保密原则是心理治疗得以存在和发展的重要基石，既是心理医生的职业伦理要求，也是由心理治疗本身的性质决定的。如果心理医生泄露来访者的隐私，这是很严重的问题，将会彻底摧毁心理咨询所需要的信任感。丧失了信任感，心理咨询将变得没有意义，甚至有害。心理医生有责任向来访者说明心理治疗工作的保密原则，以及应用这一原则的限度。保密原则的范围包括个案记录、测评资料、信件、录音、录像和其他资料，这些均属于专业信息，将在严格保密的情况下进行专人专地保管，不得列入其他病历资料之中。除经公检法机关出具证明外，任何机构和个人不得借阅心理治疗档案材料。心理医生只有在来访者同意的情况下才能对治疗过程进行录音、录像。在因专业需要进行案例讨论，或采用案例进行教学、科研、写作等工作时，也会隐去那些可能据以辨认出来访者的敏感信息。当然，对保密原则的遵守也有例外情况。如果来访者表露的信息表明他有自杀的企图时，心理医生应立即采取必要的措施保护来访者的人身安全，防止意外事件的发生；当来访者可能伤害他人或危及公共安全时，心理医生应该在法律规定的范围内采取措施保护他人及公众的安全。

🧠 99 能和心理医生成为私人朋友吗

心理治疗的医患关系不是建立在社会交往的立场上的，它完全是一种在特定的时间期限内，隐蔽的、具有保密性的特殊关系，这也是这种治疗关系不同于其他社会关系的特征，其时间性、隐蔽性和保密性使得来访者易于向心理医生敞开心扉。同时正是因为这种关系的纯粹性，治疗关系中呈现出来的各种互动和变化才能成为治疗性的因素被用来作为改善来访者心理困扰的重要途径。因此治疗关系需要被限制在治疗场合内是心理治疗专业领域的伦理要求，也是治疗有效的必备条件，如果来访者与心理医生发展成为私人朋友关系，那治疗关系本身的特殊治疗意义就丧失了，心理医生也就无法再为来访者提供专业的心理治疗了。

🧠 100 是否可以通过网络进行心理治疗

随着互联网的发展，网络版或基于手机的心理咨询、心理治疗应运而生。这种模式为患者节约了就诊的时间成本，较好地保护了患者的隐私，心理医生也可以更有效率地服务患者。但是作为新生事物，这种形式的心理治疗在安全性方面存在一些风险，在方便、快捷的背后还存在一些医疗和法律方面的隐患。建议患者慎重选择有资质的、正规的心理咨询机构进行网上心理咨询，当病情改善不显著或恶化时，要及时就医，以免导致不良结果。

55检